现代常见疾病医学检验与应用

XIANDAI CHANGJIAN JIBING

YIXUE JIANYAN YU YINGYONG

主编 冯军国 张颖 李晓梅 杨霞

U0324787

上海交通大学出版社
SHANGHAI JIAO TONG UNIVERSITY PRESS

内容提要

本书重点介绍了红细胞检验、白细胞检验、凝血检验、体液及分泌物检验、血脂及脂蛋白检验、激素类检验等。本书具有科学性、新颖性、可操作性的特点，可以使广大医学检验工作者、临床医师等从不同层次、不同角度学习和参考有关专业理论和技术知识。

图书在版编目（CIP）数据

现代常见疾病医学检验与应用 / 冯军国等主编. --
上海 ：上海交通大学出版社，2023.10
  ISBN 978-7-313-27443-4

Ⅰ．①现… Ⅱ．①冯… Ⅲ．①常见病－医学检验
Ⅳ．①R446.1

中国版本图书馆CIP数据核字（2022）第168782号

现代常见疾病医学检验与应用
XIANDAI CHANGJIAN JIBING YIXUE JIANYAN YU YINGYONG

主　编：冯军国　张　颖　李晓梅　杨　霞
出版发行：上海交通大学出版社
邮政编码：200030
印　　制：广东虎彩云印刷有限公司
开　　本：710mm×1000mm　1/16
字　　数：198千字
版　　次：2023年10月第1版
书　　号：ISBN 978-7-313-27443-4
定　　价：158.00元

地　　址：上海市番禺路951号
电　　话：021-64071208
经　　销：全国新华书店
印　　张：11.25
插　　页：2
印　　次：2023年10月第1次印刷

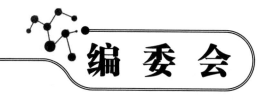

编 委 会

主　编

冯军国　张　颖　李晓梅　杨　霞

副主编

陈骄华　周忠敬　蔡洁瑜　吴东云

编　委（按姓氏笔画排序）

冯军国（山东省枣庄市立医院）

李晓梅（山东省嘉祥县疾病预防控制中心）

杨　霞（山东省肥城市中医医院）

吴东云（贵州省黎平县人民医院）

张　颖（山东省枣庄市立医院）

陈世佳（中国人民解放军联勤保障部队第九八九医院

　　　　平顶山医疗区）

陈骄华（湖北省阳新县人民医院）

周忠敬（广东省广州市黄埔区中医医院）

蔡洁瑜（广东省东莞市清溪镇社区卫生服务中心）

主编简介

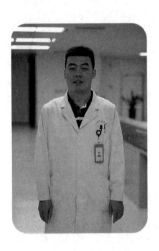

冯军国

毕业于山东大学医学院临床医学专业，现就职于山东省枣庄市立医院检验科，现任中国免疫学会会员、山东免疫学会感染免疫分会委员。擅长血液病、风湿免疫性疾病的临床医学检验和分子诊断。曾获医院"先进工作者"等荣誉称号。发表医学论文6篇，参与科研课题2项。

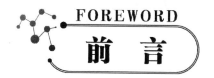

FOREWORD

前 言

医学检验是对取自人体的物质进行微生物学、免疫学、生物化学、遗传学、血液学、生物物理学、细胞学等方面的检验,从而为预防、诊断、治疗疾病和评估人体健康提供信息的一门综合性应用学科。近年来,随着医学科学技术的不断进步和不断发展,大量新技术、新设备、新方法逐渐应用于临床实验室,使检验项目不断增加,检验方法也得到更新和发展。为了使检验工作者能够顺应医学检验发展的新要求,得出更为准确的检验结果,以协助临床医师诊断和鉴别各种疾病,我们邀请多位具有丰富临床检验经验的专家共用编写了《现代常见疾病医学检验与应用》。

该书以检验为主线、以临床为目标、以疾病为中心,具有全面、创新、实用、务实的特点,力求理论联系实际,坚持实验技术与临床诊治相结合以及国际新技术发展动态与国内具体实际相结合,使广大医学检验工作者、临床医师等从不同层次、不同角度学习和参考书中有关专业理论和技术知识。

本书重点介绍了红细胞检验、白细胞检验、凝血检验、体液及分泌物检验、血脂及脂蛋白检验、激素类检验等内容,在结合先进临床检验成果的基础上加以汇总,直观形象地反映了现阶段医学检验技术的最新进展,具有科学性、新颖性、可操作性的特点。

1

由于检验学内容繁多,加之编者日常工作繁重、编写时间紧张、编写经验有限,书中出现的各种疏漏甚或谬误恳请广大读者见谅,并望批评指正,以便再版时修正。

《现代常见疾病医学检验与应用》编委会

2022 年 8 月

CONTENTS 目 录

第一章　绪论 ………………………………………………………………… (1)

　　第一节　临床检验标本的处理 ……………………………………… (1)

　　第二节　临床检验结果的分析 ……………………………………… (16)

第二章　红细胞检验 ………………………………………………………… (31)

　　第一节　红细胞计数 ………………………………………………… (31)

　　第二节　网织红细胞计数 …………………………………………… (34)

　　第三节　红细胞形态学检验 ………………………………………… (39)

第三章　白细胞检验 ………………………………………………………… (49)

　　第一节　白细胞计数 ………………………………………………… (49)

　　第二节　嗜酸性粒细胞直接计数 …………………………………… (56)

　　第三节　白细胞形态学检验 ………………………………………… (58)

第四章　凝血检验 …………………………………………………………… (62)

　　第一节　D-二聚体检验 ……………………………………………… (62)

　　第二节　血小板检验 ………………………………………………… (66)

　　第三节　抗凝蛋白检验 ……………………………………………… (80)

第五章　体液及分泌物检验 ………………………………………………… (92)

　　第一节　前列腺液检验 ……………………………………………… (92)

　　第二节　阴道分泌物检验 …………………………………………… (93)

　　第三节　关节腔积液检验 …………………………………………… (97)

第六章　血脂及脂蛋白检验 ………………………………………………… (112)

　　第一节　血脂测定 …………………………………………………… (112)

第二节　脂蛋白测定 …………………………………………………（120）

第三节　载脂蛋白测定 ………………………………………………（131）

第四节　其他脂质测定 ………………………………………………（135）

第七章　激素类检验 …………………………………………………（141）

第一节　甲状腺激素检验 ……………………………………………（141）

第二节　肾上腺皮质激素检验 ………………………………………（144）

第三节　性激素检验 …………………………………………………（149）

第四节　其他激素检验 ………………………………………………（154）

第八章　细菌学检验 …………………………………………………（157）

第一节　化脓性球菌检验 ……………………………………………（157）

第二节　分枝杆菌属检验 ……………………………………………（170）

参考文献 ………………………………………………………………（174）

第一章

绪　论

第一节　临床检验标本的处理

合格的检验标本是保证检验质量的先决条件,只有合格的检验材料,才有可能得到正确的检验结果。因此,评价检验结果和检验质量时必须包括合格的检验标本在内。

一、血液标本

(一)血液标本的种类和用途

血液标本分为全血、血浆或血清,根据试验项目和用血量不同,可自皮肤、静脉或动脉采血。除床边试验外,全血和血浆标本需要添加抗凝剂。

1.外周采血

可满足用血量不超过 $200\ \mu L$ 的检验,如全血细胞计数、血细胞形态学和血液寄生虫学检验,床边出血时间、血糖、血脂等快速检验以及婴幼儿某些临床化学检验,推荐使用手指采血,也可由耳垂采血,婴幼儿可在足跟部采血。但采血时应避免用力挤压以防组织液的干扰。

2.静脉采血

静脉采血是最常使用的血液标本,用于绝大多数临床化学、血清学和免疫学、全血细胞计数和血细胞形态学、出血和血栓学、血液寄生虫学和病原微生物学检验、血液和组织配型等。

3.动脉采血

动脉采血用于血气分析、乳酸测定。用含有干燥肝素注射器或用肝素溶液充满注射器空腔和针头,过多的肝素可使 pH 和 $PaCO_2$ 值降低及相关计算参数错误。注射器内不得有气泡,因可改变 PaO_2 结果。与静脉血比较,乳酸、PaO_2、氧饱和度(SaO_2)不同,如用静脉血或动脉化毛细血管血测定血气一定要注明。

对婴幼儿或儿童血气测定,可用动脉化毛细血管采血,用不超过 42 ℃ 的湿巾温热采血部位皮肤,使血液增加,血流加速,达到动脉化。

(二)采血器材和添加剂

1.采血器材

(1)注射器和试管:塑料器材与玻璃器材,普通采血与真空采血,对某些试验有不同的影响。凝血因子测定以用塑料注射器和塑料试管为好,玻璃器材可加速血液凝固。用塑料注射器和塑料试管,因血液不易凝固,分离血清时间延长,不利于临床化学检验。普通注射器取血由于抽吸和转注,容易引起可见的或不可见的溶血,使血浆某些成分发生改变,如 K^+、乳酸脱氢酶(LDH)、谷草转氨酶(AST)升高等。

(2)真空采血装置:真空管采血简便、快速、省力,可连续多管采血;免去用注射器的抽吸和转注步骤,可避免或减轻机械性溶血;无血液污染,保持手、工作台面和申请单清洁,预防交叉感染,对工作人员和患者有保护作用;抗凝剂与血液比例固定,有利于保证检验质量。不能用大真空管采取小量样本血,因真空蒸发而使血液浓缩。厂商提供不同规格和不同用途的真空采血管,应按试验要求的标本性质和需血量选用,不仅可避免真空蒸发,还可防止暴露蒸发。真空管的规格和标志见表 1-1。

表 1-1　真空管的规格和标志

标记	抗凝剂	促凝剂	分离胶	用途	规格(mL)
红帽	—	—	—	常规临床化学和血清学测定	3、5、7、10
黄帽	—	+	+	常规临床化学和血清学测定	3、5、7、10
橘帽	—	+	—	常规临床化学和血清学测定	3、5、7、10
绿帽	肝素钠	—	+	除钾、钠外的急诊生化学测定	3、5、7、10
浅绿	肝素锂	—	+	急诊临床化学各种项目测定	3、5、7、10
深蓝	—	—	—	血药浓度和微量元素测定	3、5、7
蓝帽	枸橼酸钠	—	—	出血和血栓学检验	2
黑帽	枸橼酸钠	—	—	红细胞沉降率测定	2
紫帽	EDTA-K_2	—	—	全血细胞计数和血细胞形态学检验	2

注:一表示无,+表示有。

2.添加剂

除全血细胞计数、血气、血氨、血沉、凝血因子、急诊生化等检验使用全血或血浆需加抗凝剂外，临床化学和免疫学检验多不用抗凝剂。草酸盐、氟化钠可抑制测试的酶活性或酶法检验的酶触反应，不推荐使用。

全血细胞计数、血细胞形态学检验推荐使用 EDTA-K_2 盐，1.5 mg/mL 血，可保持血细胞体积不变，在 1～4 小时内无影响；但应及时制作血涂片，因延迟时间过长(超过 4 小时可使中性粒细胞颗粒消失。

凝血因子检验用枸橼酸钠抗凝优于草酸盐，因可使 V 因子稳定。用109 mmol/L(3.2%)溶液与血液按 1∶9 比例，浓度与比例虽对凝血酶原时间(PT)影响不大，但对活化部分凝血活酶时间(APTT)有影响。抗凝剂 pH 对 PT 试验有影响，pH<7.1 或 pH>7.4 可使 PT 延长。应在2小时内完成检验，4 ℃贮存不稳定，Ⅶ因子仍可激活，−20 ℃～−70 ℃可稳定 3 周。

魏氏法血沉测定用 109 mmol/L(3.2%)枸橼酸钠，抗凝剂与血液应严格按 1∶4比例，抗凝剂多或血液少则血沉加速；反之，抗凝剂少或血液多则血沉减慢。

血气分析用肝素抗凝，针管中不得有残留空气，针头用橡胶泥(或橡胶瓶塞)封口，混合后放在冰盒中立即送实验室按急诊检验处理。

血氨测定用添加肝素的有帽试管(25 U 抗凝 1 mL 血)或真空管采血，混合后立即送实验室按急诊检验处理。

血糖测定如标本放置过久，糖被血细胞分解而降低，用肝素或 EDTA(均指其盐，后同)抗凝，采血后立即分离血浆，试管加塞防蒸发，室温条件下可稳定24～48 小时；用带分离胶的肝素或 EDTA 的真空管采血立即分离血浆，室温条件下可保存3～4 天。氟化钠虽有抑制糖酵解的作用但也能抑制测试的酶触反应。或用碘乙酸钠或碘乙酸锂 0.5 mg/mL 血，可稳定 3 天。

急诊临床化学检验用肝素锂抗凝或浅绿帽真空管采血，可快速分离血浆不影响酶和电解质测定；也可用含凝血酶的真空管采血，可加速纤维蛋白原转变，缩短血液凝固时间。

(三)采血条件和患者准备

血液成分受饮食、情绪和肌肉活动的影响，也受采血体位影响。采血一般应在安静、空腹状态下进行，通常取早晨静脉血，无饮食影响。为了方便门诊患者可以放宽约束，但血脂、血磷等的测定则必须空腹。血糖测定根据需要可测清晨空腹血糖、三餐前血糖、餐后 2 小时血糖或就寝前血糖。一些有节律性变化的成分应在规定的时间取血。

1.住院患者

除特殊检验外,住院患者一般应在早晨起床活动前安静卧床空腹状态下取血。这不仅是为了保证检验质量,也是为了方便临床和实验室工作;急诊检验可随时取血。

2.门诊患者

门诊患者采血很难避免肌肉活动,应静息半小时以上,坐位取血按立位解释结果。因短时间的坐位机体无法调整体液的分布。空腹者可在上午 7～9 时取血,进餐者除血脂外可在上午 9～12 时取血。由于医院设备水平的不断提高,对门诊患者除血、尿、便常规以外非特别费时的检验项目,也应尽可能做到当时或当日等取结果以减少患者的复诊次数。

3.急诊患者

急诊患者可以随时卧位取血,不受饮食限制,但须注意输液和用药对检验结果的影响,特别是血糖和电解质。不得在输液的同一侧近心端血管取血,并要注明输液以及输注液体和药物种类,供实验室和临床医师解释结果时参考。

(1)进餐:可使葡萄糖、胰岛素、甘油三酯、尿素氮、碱性磷酸酶、尿酸、胆红素、乳酸、钠升高;血清总蛋白、清蛋白、α_2-球蛋白、血红蛋白、血细胞比容、游离脂肪酸、钾(高糖食物时)、无机磷降低。

(2)饮食:虽可影响某些成分,但进餐 90 分钟后多数试验项目与对照组比较无统计学意义。为方便门诊患者,除下述应在空腹取血的项目外,一般在午餐前 3 小时内取血不妨碍临床评价,但应注明进餐和取血的时间以便解释结果时参考。

(3)应在空腹取血的试验:血脂、血清铁、铁结合力、维生素 B_{12}、叶酸、胃泌素、抗体;血糖和胆汁酸有时需要在餐前或餐后测定。

(4)空腹:指禁食 6 小时以上。血脂测定应禁食 12～14 小时,不禁水,但须忌茶、咖啡、烟、酒或药物。

4.周期变化成分

对有周期变化的成分测定,应按规定的时间取血,如促肾上腺皮质激素(ACTH)、皮质醇,应在上午 8 点和下午 4 点两次取血,了解其分泌水平和分泌节律;醛固酮(ALD),应在早 6～8 点或 8～10 点分别采取立位和卧位静脉血;甲状旁腺激素(PTH),最好在早 8 点取血;急性心肌梗死(AMI)发病后,心肌酶变化有一定的规律,应记录取血的时间。

（四）采血技法和注意事项

1.止血带或压脉器

静脉压迫时间过长，引起淤血，静脉扩张，水分转移，血液浓缩，氧消耗增加，无氧酵解加强，乳酸升高，pH 降低，K^+、Ca^{2+}、肌酸激酶升高。

静脉取血技术要熟练，止血带压迫时间以不超过 40 秒为宜，乳酸测定最好不用止血带或针头刺入静脉后立即解除止血带。

2.输液与采血

应尽量避免输液时取血，输液不仅使血液稀释，而且对测试结果产生严重干扰，特别是糖和电解质；不得已时可在对侧手臂或足背静脉取血，并要注明输液及其种类。在一般情况下，推荐中断输液至少 3 分钟后取血，但也要加以注明。

3.避免溶血

红细胞某些成分与血浆不同，标本溶血可使红细胞成分释放干扰测定结果，应尽力避免人为因素造成的机械性溶血。

取血器材必须无菌、干燥、洁净，避免特别用力抽吸和推注，避免化学污染和细菌污染；推荐使用真空管采血。

（五）糖尿病血糖监测标本

出于不同的目的，可测定空腹、餐后、睡前以及夜晚任何时间的血糖，不同时间采血其临床意义不同。可用静脉血或末梢血。用于糖尿病监测以用末梢血快速测定较为简便，用于糖尿病诊断则必须用静脉血标准法测定，因快速法误差太大，不能满足临床需要。

1.空腹血糖

用于住院常规检查、健康体检、人群普查和糖尿病流行学研究（若仅测血糖，则以餐后血糖为敏感），以及胰岛储备功能和基础分泌水平评价。一般在早上 6～8 时空腹取血，住院患者也不可以取血过早，以免因放置时间过长而使血糖降低。若为临床需要，则应按急诊及时送检，立即测定。

2.餐前血糖

用于糖尿病治疗监测和疗效评价。在午餐前和晚餐前 30 分钟内取血；或为方便门诊患者测午餐前血糖，意义同空腹血糖。空腹或餐前血糖正常不能排除糖尿病。

3.餐后血糖

用于糖尿病早期筛查和流行病学研究、诊断和治疗监测、药物调整和疗效评价。

(1)用于糖尿病筛查、流行学研究和糖尿病早期诊断,较空腹血糖敏感。一般应在摄取谷类食物干重不少于 100 g 的早餐后 2 小时取静脉血,用标准法(葡萄糖氧化酶法或己糖激酶法)测定;由于升糖激素水平的因素,早餐后血糖较午餐后更为敏感。

(2)用于糖尿病治疗监测、药物调整和疗效评价,可用简便快速的血糖仪测定。①自我监测:应分别测定口服降糖药和胰岛素注射的早、午、晚三餐后 2 小时血糖,每周 1 天或 2 天;根据餐后血糖水平逐步调整降糖药或胰岛素剂量,直至达到最佳控制状态。②门诊监测:测定口服降糖药或胰岛素注射的早餐后和午餐后 2 小时血糖;或为方便患者也可测定餐后 1～3 小时血糖。餐后不同时间的血糖,判定标准不同(1 小时 PPG$<$8.9 mmol/L,2 小时 PPG$<$7.8 mmol/L,3 小时 PPG$<$6.7 mmol/L)。

4.夜间血糖

为防止夜间低血糖发生或鉴别清晨高血糖原因,监测就寝前(如晚 9～10 时)血糖,或必要时加测夜间 0 时、2 时、4 时或早晨 6 时血糖。此时以用外周血床边快速测定为好。

二、尿液标本

(一)尿液标本种类

1.化学定性和常规检验标本

尿化学定性和常规检验应留取中段尿,女性须用湿消毒纸巾擦净外阴部以免阴道分泌物混入。按留取标本的时间,尿标本分为以下几种。

(1)首次晨尿:清晨第一次尿,较浓缩,适用于化学成分和有形成分检验。但常因留取后至送检放置时间过长,尿液温度降低盐类成分析出、细菌繁殖和尿素分解,使尿液变碱性,影响相对密度(比重)、亚硝酸盐和酸碱度测定的准确性。

(2)二次晨尿:清晨起床后首先将第一次尿排出并弃去,仍在空腹、静息状态下收集第二次排出的尿标本。

(3)随时尿:适用于化学成分和有形成分检验。尿液比较稀薄,对亚硝酸盐和细菌学检验不如清晨首次尿敏感;但方便患者,适合门诊或健康体检,尿液新鲜,有形成分和酸碱度可保持不变。亚硝酸盐试验须留取在膀胱存留 3 小时以上的尿,立即检验。

（4）负荷尿：为某种特殊需要检查一定负荷后的尿，如葡萄糖负荷后的糖耐量试验、菊糖负荷后的菊糖清除率试验、运动负荷后的运动后血尿、起立活动后的直立性蛋白尿等。

（5）餐后尿：进餐前排尿弃去，留取餐后 2 小时尿检测尿糖或常规，用于糖尿病筛查和糖尿病流行病学研究，糖尿病治疗监测、药物调整和疗效评价。

（6）餐前尿：早、午、晚三餐前 0.5～1 小时排尿弃去，进餐前再留取尿标本检测尿糖。此为进餐前两次尿液间隔的一小段时间内肾脏排泌的尿，尿糖浓度反映餐前空腹（或餐后 3～4 小时）的血糖平均水平。用于糖尿病治疗监测和疗效评价。

（7）睡前尿：夜晚就寝前（如 9 时）排尿弃去，就寝时（如 10 时）留取尿标本检测尿糖，用于监测夜间血糖水平，预防药物性低血糖反应和评价晨间高血糖原因。

2.化学定量和细胞计数标本

须先排尿弃去，计时，准确留取规定时间内的全部尿液。留取 3 小时尿，用于测定细胞排泄率；留取 4 小时尿，用于测定肌酐清除率；留取 12 小时尿，用于Addis 计数；留取 24 小时尿，用于化学成分定量。一般自早 7 时或 8 时起排净膀胱，尿液弃去并计时，准确收集规定时间内的全部尿液。留取期间尿液须置4～8 ℃冷藏；或在容器中先加入 100 g/L 麝香草酚异丙醇溶液 5～10 mL 防腐；或用二甲苯 1～2 mL 防腐，适用于化学成分检验；或用甲醛防腐，适用于有机成分检验。

（二）尿液标本留取的注意事项

1.容器

要保持清洁，避免化学品和细菌污染，最好使用一次性尿杯。

2.尿液标本

要求新鲜，留取后 1 小时内检验，否则应冷藏，测试前须复温。

3.定时尿

定时尿也称定量尿标本，必须留取规定时间内的全部尿液，时间开始的尿排净弃去，时间结束的尿排净收集，不得遗失，记录尿量，混匀后取 10～20 mL 送检。

4.微量元素测定尿

容器须用 10％硝酸浸泡 24～48 小时，用蒸馏水洗净，在无落尘的空气中干燥备用。

三、粪便标本

通常采用自然排出的粪便,采集方法是否得当直接影响检验结果的准确性。采集时应注意以下几点。

(一)标本

要求新鲜,不得混有尿液及其他成分;盛器需干燥洁净,最好使用一次性有盖的塑料专用容器。标本采集后应及时送检,最好在 1 小时内检查完毕。否则,由于受消化酶和酸碱度变化等的影响,导致有形成分被破坏。

(二)操作

应用干净竹签选取有脓血、黏液等成分的粪便,外观正常时应注意从粪便的不同部位多处取材,其量至少为指头大小(5 g)。

(三)寄生虫检查

检查溶组织内阿米巴原虫滋养体时应于排便后立即检查,寒冷季节标本传送及检查时均须保温;检查日本血吸虫卵时应取脓血、黏液部分,孵化毛蚴时至少留取 30 g 粪便且须尽快处理;检查蛲虫卵须用透明薄膜拭子或棉拭子于晚12 时或清晨排便前自肛门周围皱襞处拭取并立即镜检。

(四)细菌培养

应将标本采集于无菌有盖容器内。

(五)隐血试验

用化学法做隐血试验时,应于 3 天前禁食动物血、肉类、肝脏,并禁服铁剂及维生素 C 等药物。

(六)无粪便排出而必须检查

可用拭子采取,不宜采用肛诊法和使用泻剂或灌肠后的粪便标本。

(七)检验后处理

粪便检验后,应将剩余标本与盛器一同焚烧消毒。

四、痰液标本

参考微生物检验的痰标本留取。

五、微生物检验标本

(一)血液标本微生物检验

1.标本采集时间、采集频率

(1)一般原则:一般情况下应在患者发热初期或发热高峰时采集。原则上应选择在抗生素应用之前,对已用药而因病情不允许停药的患者,也应在下次用药前采集。

(2)疑为布氏杆菌感染:最易获得阳性培养的是发热期的血液或骨髓。除发热期采血外还可多次采血,一般为24小时抽3～4次。

(3)疑为沙门菌感染:根据病程和病情可在不同的时间采集标本。肠热症患者在病程第1～2周内采集静脉血液,或在第1～3周采集骨髓。

(4)疑为亚急性细菌性心内膜炎:除在发热期采血外应多次采集。第一天做3次培养,如果24小时培养阴性,应继续抽血3次或更多次进行血液培养。

(5)疑为急性细菌性心内膜炎:治疗前1～2小时分别在3个不同部位采集血液,分别进行培养。

(6)疑为急性败血症:脑膜炎、骨髓炎、关节炎、急性未处理的细菌性肺炎和肾盂肾炎除在发热期采血外,应在治疗前短时间内于身体不同部位采血,如左、右手臂或颈部,在24小时内采血3次或更多次,分别进行培养。

(7)疑为肺炎链球菌感染:最佳时机是在寒战、高热或休克时,此时采集样本阳性率较高。

(8)不明原因发热:可于发热周期内多次采血做血液培养。如果24小时培养结果阴性,应继续采血2～3次或更多次做血液培养。

2.采集容量

采血量以每瓶5～8 mL为宜。当怀疑真菌感染时采集双份容量。

3.采集标本注意事项

(1)培养瓶必须为室温,采血前后用75%乙醇或碘伏消毒培养瓶橡胶瓶盖部分。采集标本后应立即送检,如不能及时送检,请放于室温条件下。在寒冷季节注意保温(不超过35 ℃)。

(2)标本瓶做好标记,写好患者的姓名、性别、年龄、病历号。

(3)严格做好患者采血部位的无菌操作,防止污染。

(4)应在申请单上标明标本采集时间。

(5)如同时做需氧菌及厌氧菌培养,应先把血样加入厌氧瓶,再加入需氧瓶,并且要防止注射器内有气泡。

(二)尿液标本的微生物检验

1.采集时间

(1)一般原则:通常应采集晨起第一次尿液送检。原则上应选择在抗生素应用之前采集尿液。

(2)沙门菌感染一般在病后 2 周左右采集尿液培养。

(3)怀疑泌尿系统结核时,留取 10~15 mL 晨尿或 24 小时尿的沉渣部分送检。

2.采集方法

(1)中段尿采集方法。①女性:以肥皂水清洗外阴部,再以灭菌水或高锰酸钾(1:1 000)水溶液冲洗尿道口,然后排尿弃去前段,留取 10 mL 左右中段尿于无菌容器中,立即加盖送检;②男性:以肥皂水清洗尿道口,再用清水冲洗,采集 10 mL 左右中段尿于无菌容器中立即送检。

(2)膀胱穿刺采集法:采集中段尿有时不能完全避免污染,可采用耻骨上膀胱穿刺法取尿10 mL并置于无菌容器中立即送检。

(3)导尿法:将导尿管末端消毒后弃去最初的尿液,留取 10~15 mL 尿液于无菌容器内送检。长期留置导尿管患者,应在更换新管时留尿。

3.注意事项

尿液标本采集和培养中最大的问题是细菌污染,因此要严格无菌操作,标本采集后应立即送检。无论何种方法采集尿液,均应在用药之前进行,尿液中不得加入防腐剂、消毒剂。

(三)粪便标本的微生物检验

1.采集时间

(1)采样原则:腹泻患者应在急性期采集,以提高检出率,同时最好在用药之前。

(2)怀疑沙门菌感染:肠热症在 2 周后;胃肠炎患者在急性期,早期采集新鲜粪便。

2.采集方法

(1)自然排便法:自然排便后,挑取有脓血、黏液部位的粪便 2~3 g,液状粪便取絮状物盛于无渗、漏、清洁的容器中送检。

(2)肠拭子法:如不易获得粪便或排便困难的患者及幼儿,可用拭子采集直肠粪便,取出后插入灭菌试管内送检。

3.注意事项

(1)为提高肠道致病菌检出率,应采集新鲜粪便做培养。

(2)腹泻患者应尽量在急性期(3天内)采集标本,以提高阳性率。

(3)采集标本最好在用药之前。

(四)痰及上呼吸道标本的微生物检验

1.采集时间

(1)痰:最好在应用抗生素之前采集标本,以早饭前晨痰为好,对支气管扩张症或与支气管相通的空洞患者,清晨起床后进行体位引流,可采集大量痰液。

(2)鼻咽拭子:时间上虽无严格限制,但应于抗生素治疗之前采集标本,咽部是呼吸和食物的通路,因此,亦以晨起后早饭前为宜。

2.采集方法

(1)痰液标本。①自然咳痰法:患者清晨起床后,用清水反复漱口后用力自气管咳出第一口痰于灭菌容器内,立即送检;对于痰量少或无痰的患者可采用雾化吸入加温至 45 ℃ 的 10％NaCl 水溶液,使痰液易于排出;对咳痰量少的幼儿,可轻轻压迫胸骨上部的气管,使其咳嗽,将痰收集于灭菌容器内送检。②支气管镜采集法:用支气管镜在肺内病灶附近用导管吸引或支气管刷直接取得标本,该方法在临床应用有一定困难。③小儿取痰法:用弯压舌板向后压舌,用无菌棉拭子伸入咽部,小儿经压舌刺激咳嗽时,可喷出肺部或气管分泌物沾在棉拭子上,立即送检。

(2)上呼吸道标本:采集上呼吸道标本通常采用无菌棉拭子。采集前患者应用清水反复漱口,由检查者将舌向外拉,使腭垂尽可能向外牵引,将棉拭子通过舌根到咽后壁或腭垂的后侧,涂抹数次,但棉拭子要避免接触口腔和舌黏膜。

(五)化脓和创伤标本的微生物检验

1.开放性感染和已溃破的化脓灶

外伤感染、癌肿溃破感染、脐带残端、外耳道分泌物等感染部位与体腔或外界相通,标本采集前先用无菌生理盐水冲洗表面污染菌,用无菌棉拭子采集脓液及病灶深部分泌物;如为慢性感染,污染严重,很难分离到致病菌,可取感染部位下的组织,无菌操作剪碎或研磨成组织匀浆送检。

(1)结膜性分泌物:脓性分泌物较多时,用无菌棉球擦拭,再用无菌棉拭子取结膜囊分泌物培养或涂片检查;分泌物少时,可做结膜刮片检查。

（2）扁桃体脓性分泌物：患者用清水漱口，由检查者将舌向外牵拉，将无菌棉拭子越过舌根涂抹扁桃体上的脓性分泌物，置无菌管内立即送检。

（3）外耳道分泌物：脓性分泌物较多时，先用无菌棉球擦拭，再取流出分泌物置无菌管送检。

（4）手术后切口感染：疑有切口感染时可取分泌物，也可取沾有脓性分泌物的敷料置灭菌容器内送检。

（5）导管治疗感染：应做导管尖端涂抹培养再加血培养。

（6）瘘管内脓液：用无菌棉拭子挤压瘘管，取流出脓液送检；也可用灭菌纱布条塞入瘘管内，次日取出送检。

2.闭合性脓肿

（1）皮肤化脓（毛囊炎、疖、痈）和皮下软组织化脓感染：用 2.5%～3.0%碘酊和 75%乙醇消毒周围皮肤，穿刺抽取脓汁及分泌物送检，也可在切开排脓时，以无菌注射器或无菌棉拭子采集。

（2）淋巴结脓肿：经淋巴结穿刺术取脓液，盛于无菌容器内送检。

（3）乳腺脓肿、肝脓肿、脑脓肿、肾周脓肿、胸腔脓肿、腹水、心包积液、关节腔积液：可在手术引流时采集脓液或积液，也可做脓肿或积液穿刺采集脓液或积液，盛于无菌容器内立即送检。

（4）肺脓肿：体位引流使病肺处于高处，引流的支气管开口向下，痰液顺体位引流至气管咳出；也可在纤维支气管镜检查或手术时采集。

（5）胆囊炎：①十二指肠引流术采集胆汁，标本分三部分，即来自胆总管、胆囊及肝胆管；②在进行胆囊及胆管手术时，可从胆总管、胆囊直接采集胆汁；③进行胆道造影时采集胆汁。

（6）盆腔脓肿：已婚妇女可经阴道后穹隆切开引流或穿刺采集脓液，也可在肠镜暴露下经直肠穿刺或切开引流采集脓液检查。

（7）肛周脓肿：在患者皮肤黏膜表面先用碘酊消毒，75%乙醇脱碘，再用无菌干燥注射器穿刺抽取脓液，盛于无菌容器内立即送检。

（六）生殖道标本的微生物检验

1.尿道及生殖道分泌物

（1）男性。①尿道分泌物：清洗尿道口，用灭菌纱布或棉球擦拭尿道口，采取从尿道口溢出的脓性分泌物或用无菌棉拭子插入尿道口内 2～4 cm 轻轻旋转取出分泌物；②前列腺：清洗尿道口，用按摩法采集前列腺液盛于无菌容器内立即送检；③精液：受检者应在 5 天以上未排精，清洗尿道口，体外排精液于无菌试管内立即送检。

(2)女性。①尿道分泌物:清洗尿道口,用灭菌纱布或棉球擦拭尿道口,然后从阴道的后面向前按摩,使分泌物溢出,无肉眼可见的脓液,可用无菌棉拭子轻轻深入前尿道内,旋转棉拭子,采集标本;②阴道分泌物:用窥器扩张阴道,用无菌棉拭子采集阴道口内 4 cm 内侧壁或后穹隆处分泌物;③子宫颈分泌物:用窥器扩张阴道,先用灭菌棉球擦拭子宫颈口分泌物,用无菌棉拭子插入子宫颈管 2 cm 采集分泌物,转动并停留 10～20 秒,让无菌棉拭子充分吸附分泌物,或用去掉针头的注射器吸取分泌物,将所采集分泌物盛于无菌容器内立即送检。

2.注意事项

(1)生殖器是开放性器官,标本采集过程中,应严格遵循无菌操作以减少杂菌污染。

(2)阴道内有大量正常菌群存在,采取子宫颈标本应避免触及阴道壁。

(3)沙眼衣原体在宿主细胞内繁殖,取材时拭子应在病变部位停留十几秒钟,并应采集尽可能多的上皮细胞。

(七)穿刺液的微生物检验

1.脑脊液

(1)采集时间:怀疑为脑膜炎的患者,应立即采集脑脊液,最好在使用抗生素以前采集标本。

(2)采集方法:用腰穿方法采集脑脊液 3～5 mL,一般放入 3 个无菌试管,每个试管内 1～2 mL。如果用于检测细菌或病毒,脑脊液量应≥1 mL;如果用于检测真菌或抗酸杆菌,脑脊液量应≥2 mL。

(3)注意事项:①如果用于检测细菌,收集脑脊液后,在常温下 15 分钟内送到实验室,脑脊液标本不可置冰箱保存,否则会使病原菌死亡,尤其是脑膜炎奈瑟菌,肺炎链球菌和嗜血杆菌,常温下可保存 24 小时;②如果用于检测病毒,脑脊液标本应放置冰块,在 4 ℃ 环境中可保存 72 小时;③如果只采集了 1 管脑脊液,应首先送到微生物室;④做微生物培养时,建议同时做血培养;⑤采集脑脊液的试管不需要加防腐剂;⑥进行腰穿过程中,严格无菌操作,避免污染。

2.胆汁及穿刺液

(1)检测时间:怀疑感染存在时,应尽早采集标本,一般在患者使用抗生素之前或停止用药后 1～2 天采集。

(2)采集方法:①首先用 2‰碘酊消毒穿刺要通过的皮肤;②用针穿刺法抽取标本或外科手术方法采集标本,然后放入无菌试管或小瓶内,立即送到实验室;③尽可能采集更多的液体,至少 1 mL。

(3)注意事项。①在常温下 15 分钟内送到实验室;除心包液和做真菌培养外,剩余的液体可在常温下保存 24 小时;如果做真菌培养,上述液体只能在 4 ℃以下保存。②应严格无菌穿刺。③为了防止穿刺液凝固,最好在无菌试管中预先加入灭菌肝素,再注入穿刺液。④对疑有淋病性关节炎患者的关节液,采集后应立即送检。

(八)真菌检验

1.标本采集的一般注意事项

(1)用适当方法准确采集感染部位的标本,避免污染。

(2)注意标本采集时间。清晨的痰和尿含菌较多,是采集这类标本的最佳时间。另外,应尽可能在使用抗真菌药物前采集。

(3)标本采集量应足够。如从血中分离真菌,一般采集量为 8~10 mL。

(4)所用于真菌学检验的标本均需用无菌容器送检。

(5)对送检项目有特殊注意事项时,一定要在检验申请单上注明,或直接与真菌实验室联系,以便实验室采用相应特殊方法处理标本。

2.临床常见标本的采集

(1)浅部真菌感染的标本采集。①皮肤标本:皮肤癣菌病采集皮损边缘的鳞屑;采集前用 75%乙醇消毒皮肤,待挥发后用手术刀或玻片边缘刮取感染皮肤边缘,刮取物放入无菌培养皿中送检;皮肤溃疡采集病损边缘的脓液或组织等。②指(趾)甲:甲癣采集病甲下的碎屑或指(趾)甲;采集前用 75%乙醇消毒指(趾)甲,去掉指(趾)甲表面部分,尽可能取可疑的病变部分,用修脚刀修成小薄片,5~6 块为宜,放入无菌容器送检。③毛发:采集根部折断处,不要整根头发,最少 5~6 根。

(2)深部真菌感染的标本采集。①血液:采血量视所用真菌培养方法确定,一般为 8~10 mL;如用溶剂-离心法,成年人则需抽血 15 mL 加入 2 支 7.5 mL 的 Isolator 管中;此法可使红细胞和白细胞内的真菌释放出来,尤其适用于细胞内寄生菌,如荚膜组织胞浆菌和新型隐球菌的培养;采血后应立刻送检,如不能及时送检,血培养瓶或管应放在室温或 30 ℃以下环境,但不要超过 8~9 小时,否则影响血中真菌的检测。②脑脊液:不少于 3~5 mL,分别加入两支无菌试管中送检:一管做真菌培养或墨汁染色,另一管用于隐球菌抗原检测或其他病原菌培养。其他深部真菌感染的标本采集,如呼吸道、泌尿生殖道等标本,采集及送检方法与细菌学检验相同。

六、其他标本

(一)脑脊液标本的采集

1.适用范围

适用于脑脊液常规及糖、蛋白质、氯化物定量等检验。

2.注意事项

(1)脑脊液标本由临床医师采集,医护人员必须明确通知患者脑脊液标本的采集注意事项。

(2)在脑脊液标本采集前,应使患者尽量减少运动以保持平静,患者安静15分钟后卧床进行采集。

(3)脑脊液标本由临床医师采集,准备好采集标本所用的容器以及消毒器材、一次性注射器等。确认患者姓名,并将姓名或标本标识贴于标本采集试管上。

(4)临床医师必须向患者讲清楚脑脊液标本检验的目的(脑脊液检验主要对神经系统疾病的诊断、治疗及预后判断提供依据),采集前应向患者作适当解释,以消除疑虑和恐惧,并检查患者有无颅内压增高症状和体征,做眼底检查。告知患者脑脊液标本采集的适应证和禁忌证。

(5)将脑脊液分别收集于 3 个无菌小瓶(或试管)中,每瓶(管)1~2 mL,第一瓶(管)做细菌学检查,第二瓶(管)做化学或免疫学检查,第三瓶(管)做常规检查。

(6)脑脊液标本采集后,让患者去枕平躺 2~4 小时,严密观察病情,注意生命体征和瞳孔的变化。

(7)脑脊液标本留取后应立即送检。如送检时间过长,超过 2 小时不能做脑脊液检查。不能及时送检的标本,应2~8 ℃(生化检验)或室温(常规检验)保存,但不要超过 2 小时。脑脊液放置过久,细胞可破坏或沉淀后纤维蛋白凝集成块,导致细胞分布不匀而使计数不准确;葡萄糖酵解造成糖含量降低。

(二)浆膜腔积液的标本采集

胸腹水的标本采集由临床医师负责进行,穿刺必须严格无菌操作,标本采集后分别加入 3 支试管,第一管用于微生物和化学检查,第二管用于细胞学检查,第一、第二管可加入25 U/mL肝素抗凝,第三管不加抗凝剂,置于透明试管以观察一般性状和有无凝集。

(三)精液的标本采集

(1)检测前一周要忌房事:将一次射出的全部精液直接排入洁净、干燥的容器内(不能用乳胶避孕套),特别是前几滴。

(2)标本留取后,37 ℃保温立即检验。

第二节 临床检验结果的分析

实验室检验结果受多种因素影响,解释和评价时应注意以下几个问题:①正常范围、参考区间的概念,个体变异在群体变异中的分布;②方法学的敏感性、特异性和疾病预测值;③疾病识别值和方法学允许误差;④各种可能的影响因素,如遗传背景、生理波动、年龄和性别差异等;⑤多种检验检查参比对照,结合临床综合分析,定期复查并观察动态变化。

一、参考区间和样本分布

(一)参考区间不是疾病的诊断值

1.参考区间

为按一定条件选择的参考个体的测定值,用于确定正常范围的统计学分析,但在习惯上等同于参考值使用;参考区间是正常范围频数分布的统计学处理结果。正态分布用 $\overline{X} \pm 1.96s$ 或 $\overline{X} \pm 2s$(s 为均数标准差);偏态分布用百分数法,增大有意义者取 95%百分位,减小有意义者取 5%百分位。无论正态分布或偏态分布均取 95%分布区间作为参考区间,正常受试者有 5%概率分布在参考区间之外。用参考区间取代正常范围的目的在于用词准确和避免误解,不论用正常范围或参考区间,都是相对的概念,不能机械地用作划分正常与异常的界限。

2.参考个体和参考样本群

参考个体的选择有一定难度。首先是"健康者"定义困难,看似健康,其实不一定正常,潜在性和遗传性疾病用一般问诊和体检方法不易或不能发现。其次是参考样本群需要一定的数量,男女样本数须相等;有年龄差异时不同年龄组或年龄段的样本数也须基本满足正态分布;人群抽样不能没有老年样本,而老年人则多有潜在性疾病。因此,正常人群抽样难免混入异常者,参考区间不一定是全部正常者的测定值范围。

3.关于参考区间的代表性

参考区间的代表性受抽样误差和参考区间变异等因素影响。抽样误差由参考个体变异和参考群体变异构成,而参考区间变异则由抽样误差和技术误差构成。

(1)参考个体变异(Si,用标准差表示的个体变异):为个体内变异,包括日内变异和日间变异,主要受饮食、行为习惯、精神和体力活动等因素影响。

(2)参考群体变异(Sg,用标准差表示的群体变异):为个体间变异,不同生理、生化和代谢项目或指标变异不同,主要受遗传因素、年龄、性别、民族差异和参考样本群数量的影响。

(3)分析技术变异(Sa,用标准差表示的方法变异):为实验误差,主要受标本采集、测试方法、试剂品质、设备水平、工作环境、人员素质等因素影响。

$$E = s = \sqrt{Si^2 + Sg^2 + Sa^2}$$

参考区间变异为以上 3 种误差的累加,式中:E 为参考区间的误差;s 为参考区间均数的标准差。当参考个体的变异大、参考样本群的数量少或方法学的精密度低时,s 增大,测定的参考区间相应增大。由此可见,参考区间不是一组固定不变的数字,不仅因测定方法而异,而且同一方法在不同的实验室,或同一实验室在不同时期的测定结果,也常有较大的差别。

由此可见,参考区间不是决定正常与异常的黄金标准,不能是疾病的诊断值,仅是一个大致接近于正常人的参考范围。

(二)样本在参考样本群中的分布

1.样本在样本群中的理论分布

取参考样本群分布的 95% 范围作为参考区间,由于参考个体的变异,健康者有 5% 的概率分布在参考区间之外,而病理者也有同样可能的概率分布在正常范围之内。换言之,正常个体与异常个体的测定值分布有交叉,健康人群与患病人群的测定值分布有重叠。这种交叉或重叠一般仅限于临界范围,可用敏感性和特异性衡量。如果交叉或重叠范围过多过大,说明方法学的敏感性和特异性两个方面均属于不合格,这样的方法不能用于临床诊断。

2.样本分布理论的临床意义

参考个体的变异范围小,参考群体的变异范围大,个体变异在参考区间内的分布虽多数接近均值,但也有可能接近于上限或下限。如接近下限,即使病理性升高参考均值的 2～3 个均数标准差，仍可在参考区间之内而被解释为正常；如接近上限，即使生理变异升高参考均值的 1 个均数标准差，也有可能超出参考区间而被解释为异常。换言之，对临界值无论解释为正常或异常都有可能判断错误，因此对边缘结果的评价必须持十分慎重的态度。测定值越远离参考均值，即 t 检验理论的 t 值越大，判断失误的可能性就越小。

二、检验指标的方法学评价

(一)敏感性、特异性与疾病预测值

1.敏感性和特异性

敏感性和特异性是诊断方法学评价的重要指标，二者既相互矛盾又相互联系。其特点是提高敏感性往往降低特异性，反之，提高特异性又会降低敏感性。用有质量控制的标准程序测定一定数量的疾病人群和非病人群，将结果绘制成 2×2 分割表(四格表)，如表 1-2 所示。表中纵向疾病组栏反映方法学的敏感性，非病组栏反映方法学的特异性；横向阳性(＋)栏反映阳性预测值，阴性(－)栏反映阴性预测值。TP 为真阳性，FP 为假阳性，FN 为假阴性，TN 为真阴性。

表 1-2　方法学特性评价四格表

组别和结果		黄金标准	
		疾病组	非病组
结果	(＋)阳性	a (TP)	b (FP)
	(－)阴性	c (FN)	d (TN)

理想方法的敏感性和特异性都应是 100%，二者之和等于 200%，疾病与非病的分界既无重叠又无干扰，然而这样的诊断方法极少。二者之和 $<100\%$ 的方法不能使用。

$$敏感性(度) = 疾病组阳性率 = \frac{疾病组阳性数}{疾病组总数} = \frac{a}{a+c}$$

$$特异性(度) = 非病组阴性率 = \frac{非病组阴性数}{非病组总数} = \frac{d}{b+d}$$

2.预测值和可能性比值

实验室资料一般不是简单的分割正常与异常的界限，而是判断有病与非病的可能性有多大。敏感性和特异性不能说明此问题，需借助预测值、可能性比值等几个参数。

(1)预测值：预测疾病与非病的诊断符合率。比率越大，诊断疾病或排除疾

病的符合率越高。分为阳性预测值和阴性预测值。

$$阳性预测值 = 真阳性比率 = \frac{真阳性数}{阳性总数} = \frac{a}{a+b}$$

阳性预测值越大,则误诊率越小。

$$阴性预测值 = 真阴性比率 = \frac{真阴性数}{阴性总数} = \frac{d}{c+d}$$

阴性预测值越大,则漏诊率越小。

(2)可能性比值:预测疾病和非病识别的可能性大小。比值越大,则有病或非病识别的可能性越大,诊断的正确性越高,误诊或漏诊的可能性越小。

$$阳性可能性比值 = \frac{真阳性率}{假阳性率} = \frac{敏感性}{1-特异性} = \frac{a}{a+c} \times \frac{b+d}{b}$$

用于评估方法学诊断疾病的可能性程度,比值越大诊断疾病的误诊率越小。

$$阴性可能性比值 = \frac{真阴性率}{假阴性率} = \frac{特异性}{1-敏感性} = \frac{d}{b+d} \times \frac{a+c}{c}$$

用于评估方法学排除疾病的可能性程度,比值越大,否定疾病的漏诊率越小。

(二)ROC 曲线的应用

ROC 曲线(受试者操作特性曲线)或敏感性/特异性线图(sensitivity/specificity diagram),用于方法学评价和疾病识别值或分界值的确定。绘正方形图,纵轴为敏感性即疾病组阳性率,从下至上分度为 0、10%、20%、…、100%;横轴为阳性率[即(1-特异性)],从左至右分度同样为 0、10%、20%、…、100%。取不同测定值相对应的敏感性和假阳性率或(1-特异性)作图,并将各点连成曲线。左上角为敏感度 100% 和假阳性率 0 的交点。用于不同方法学评价,越接近左上角的曲线,方法学的敏感性和特异性越好。

用于疾病识别值确定,最接近左上角的曲线切点值是最佳分界值,敏感性与特异性之和最大。

疾病筛查应选用敏感性高的方法以减少漏诊;疾病诊断应选用特异性高的方法以避免误诊。

三、疾病识别值和方法学允许误差

(一)疾病识别值和临床决定水平

1.疾病识别值或分界值

疾病识别值或分界值是指对疾病诊断的敏感性和特异性都较高,识别疾病意义最大的某一阈值,通常取 ROC 曲线最接近左上角的切点值。一般而言,生理变异大的指标参考区间界限值与疾病识别值不同,如血糖参考区间与糖尿病诊断值、转氨酶参考区间与肝损害诊断值、胆固醇参考区间与动脉粥样硬化危险性评价值、肿瘤标志物参考区间与可疑肿瘤的分界值不同。有时还须根据经验调整,如 γ-谷氨酰转肽酶(GGT)用于 40 岁以上饮酒者肝损害的早期发现,分界值应定在参考区间上限之下;用于肝癌筛查,因肝癌与肝炎的结果有重叠,为减少假阳性结果造成的不必要的思想负担,应定在上限之上。生理变异范围小的指标,如血清 K^+、Na^+、Cl^-、Ca^{2+}、Mg^{2+}、P^{3-}、pH 等,通常超出参考区间即有识别意义,超出参考区间及其 1/4 值(参考区间均值 1 个均数标准差),即有显著识别意义。

2.临床决定水平(clinic decision level,CDL)

CDL 是根据病理生理和临床经验而确定的有决定疾病诊断、紧急施治或判断预后意义的一种阈值,同一试验项目可有几个不同的临床决定水平。一般都是由临床医师根据病理生理学理论和临床实践经验总结确定。

(二)实验室方法学允许误差

1.偶然误差是不可避免的误差

偶然误差虽然不可避免,但是必须有明确限度。关于方法学的允许误差范围,有不同的意见,并因设备水平和分析项目而异。一般倾向于不超过参考区间的 1/4,即参考均值的 1 个均数标准差值。

参考区间=参考均值($\overline{X}$)$\pm 2s$,即参考区间由 4 个均数标准差组成,故 $1s=1/4$参考区间。

允许误差范围=参考均值的 $1s=\pm 1/2s=\pm$(参考区间上限-下限)$\times 1/4 \times 1/2$。

换言之,测定值的允许误差为该测定值$\pm 1/2$参考均值的标准差。例如,血糖测定的方法学允许误差为:空腹血清葡萄糖(FPG)参考区间(青年组)为 $3.33 \sim 5.55$ mmol/L。

参考均值的标准差$(s)=(5.55-3.33)$mmol/L$\times 1/4=0.56$ mmol/L。

血糖允许误差范围=测定值加减 $1/2s$=测定值± 0.56 mmol/L$\times 1/2$=测定值± 0.28 mmol/L。

2.应用疾病识别值时须考虑测定值的允许误差

允许误差是因为任何方法学都不可避免的误差,所以任何一个试验结果都包含有允许误差。例如,某患者 FPG 测定值为 7.66 mmol/L,如上所述允许误差为 0.56 mmol/L,亦即 7.66 mmol/L 的允许范围为 (7.66±0.56)mmol/L＝7.10～8.22 mmol/L。换言之,标准方法 FPG 测定值 7.66 mmol/L 的真实值是在 7.10～8.22 mmol/L 之间。糖尿病诊断标准为 FPG ≥7.77 mmol/L 和/或餐后血糖(PPG)≥11.1 mmol/L,故该例患者可能为糖尿病(因为 FPG 8.22 mmol/L ＞7.77 mmol/L),但也可能为糖耐量降低(IGT,因为 FPG 7.10 mmol/L ＜7.77 mmol/L)。如果按美国糖尿病协会或 WHO 糖尿病咨询委员会诊断标准,FPG ≥6.99 mmol/L 为糖尿病,虽然无论是 7.10 mmol/L 还是 8.22 mmol/L 均＞6.99 mmol/L,应诊断为糖尿病;但是,由于血糖测定受多种因素影响,不能仅根据一次结果评价,所以应重复测定 FPG 或加测 PPG,必要时(如当 PPG 结果可疑时)还须做葡萄糖耐量试验(GTT)以确定诊断。

四、实验过程中的影响因素

临床检验从项目申请到结果解释是一个包括医师、患者、护士、检验多层次参与的环式运作过程,每一环节都受到多种因素影响。

(一)检验项目和检验时机的选择

1.不同检验项目在不同疾病和不同病期阳性率不同

如急性心肌梗死的心肌酶谱变化,不同的酶升高、峰值和恢复的时间不同,多种酶联合并于不同时间连续多次测定,可提高其临床意义。如在发病 2 小时内或 1 周后检测,阳性率降低。又如急性胰腺炎的酶学变化,淀粉酶一般在发病 6～12 小时升高,持续 3～5 天,脂肪酶则晚于淀粉酶升高;而急性出血性坏死性胰腺炎则可不见酶学改变。再如细菌性感染或组织损伤,1～2 天内可见白细胞计数和 C 反应蛋白升高,而红细胞沉降率增速则需要 5～7 天的时间。自身抗体检测应在激素使用之前,细菌培养应在抗生素使用之前,并且需要连续采取 2～3 次以上标本以提高检出率。一旦开始有效治疗,则阳性率将显著降低。

2.疾病早期使用有效治疗抗体可不升高

抗体生成需 1～2 周才能达到方法学可检出的水平,在起病 1 周内阳性率很低,2～3 周后逐渐升高。其阳性率与测定方法的敏感性也有关,敏感方法可提前检出。此外,抗体水平与治疗也有关,在疾病早期进行有效的治疗,抗体水平可不升高或轻微升高,达不到方法学敏感性所能检测出的水平。因此,感染性抗体只有支持疾病诊断的意义,而无否定疾病诊断的作用。

(二)遗传背景的影响因素

1.性别差异

(1)男性大于女性的项目:如红细胞计数、血红蛋白、血细胞比容、血清铁、尿酸(UA)、肌酐(CRE)、肌酸激酶(CK)、天门冬氨酸转氨酶(AST)、维生素 A 结合蛋白、前清蛋白。

(2)女性大于男性的项目:如促黄体生成素(LH)、尿促卵泡素(FSH)、高密度脂蛋白胆固醇(HDL-C)、载脂蛋白 A、α_2-巨球蛋白等。

性别差异较大的项目应分别设定参考区间,如 UA、CRE、CK、HDL-C;差别较小的项目一般不必单独设定参考区间,如 AST、碱性磷酸酶(ALP)、总胆固醇、甘油三酯等。与性别有关的某些指标如 CRE、肌酐清除率(CCR)、UA、CK、AST 等,实际是与肌肉量相关。

2.年龄差异

(1)新生儿。增高:血清游离脂肪酸、乳酸脱氢酶(LDH)、ALP、无机磷、醛固酮、血浆肾素活性、甲胎蛋白(AFP);血液白细胞计数(WBC)、中性粒细胞比例。降低:血清总蛋白、CRE、总胆固醇、淀粉酶。

(2)婴幼儿。增高:血清 ALP、胆碱酯酶;血液白细胞、淋巴细胞(绝对数)。降低:血液中性粒细胞(相对数)。

(3)中青年。渐增:血清总胆固醇、甘油三酯,除此之外随年龄变化的项目不多。

(4)老年人。增高:血清 LH、FSH、儿茶酚胺、甲状旁腺激素、ALP、葡萄糖、免疫球蛋白。降低:血清睾酮、雌二醇、降钙素、醛固酮、总蛋白、清蛋白。

60 岁后老年人常有多种潜在性疾病。个体之间的变异,年龄是最重要的因素。差别较大的项目应设定不同年龄组或年龄段的参考区间。

3.生理差异

(1)妊娠期间。增高:AFP、α_1-抗胰蛋白酶、碱性磷酸酶、淀粉酶、尿酸、总胆固醇、甘油三酯、绒毛膜促性腺素、泌乳素、甲状腺激素结合球蛋白、皮质醇、糖类抗原125(CA125)。降低:血清总蛋白(TP)、清蛋白(ALB)、尿素氮(BUN)、胆碱酯酶(ChE)、血清铁、Na^+、Ca^{2+}、红细胞计数、血红蛋白、血细胞比容。

(2)日周期节律:促肾上腺皮质激素(ACTH)、皮质醇,清晨 5～6 时最高,夜间 0～2 时最低。生长激素(GH)、促甲状腺激素(TSH)、泌乳素(PRL),夜间睡眠时升高。儿茶酚胺昼间高而夜晚低。血浆肾素活性上午升高,傍晚降低。甘油三酯、肌酐、转铁蛋白、血清磷、血清铁下午增高,后者增高有时达 2 倍。尿素氮、胆红素(BIL),下午降低,过夜空腹则 BIL 升高。血 Ca^{2+} 中午最低,夜间有降低倾向。白细胞总数、淋巴细胞、BIL 早晨最高,嗜酸性粒细胞下午最低,尿胆原午餐后 2 小时排泄最多。血红蛋白含量早晨空腹最低,下午 4 时最高。尿淀粉酶上午较低,晚餐后最高。

(3)月周期节律:LH、FSH、雌二醇(E_2)、血清磷、CA125 随月经周期而变化,E_2 在排卵期最高。纤维蛋白原(Fg 或 FBG)在月经前期开始升高,胆固醇在月经前期最高。

(4)生命周期改变:绝经期后性激素水平降低而促性腺激素水平升高,血脂相应升高。

(三)生活行为的影响因素

1.情绪

精神紧张和情绪激动可使儿茶酚胺、皮质醇、血糖、白细胞计数、中性粒细胞比例升高。

2.体力活动

出汗增多血液浓缩,血浆蛋白质和高分子成分,如总蛋白、胆固醇(TC)、高密度脂蛋白胆固醇(HDL-C)、AST、ALT、γ 谷氨酰转肽酶、红细胞计数、血红蛋白(HGB)含量、血细胞比容(HCT)相对增加。骨骼肌成分,如肌酸激酶(CK)、AST、乳酸脱氢酶释放;CK 可超过正常范围的一至数倍,CK 同工酶 MB(CK-MB)也可见升高,但在总 CK 中的比值不升高($<5\%$)。代谢加速,代谢产物肌酐、尿酸、尿素氮增多;K^+、P^{3-} 升高,Ca^{2+}、Mg^{2+} 降低。剧烈运动无氧代谢产物乳酸、丙酮酸增加,碳酸氢盐(HCO_3^-)、pH 降低;如有溶血发生则 K^+、游离血红蛋白含量增多,结合珠蛋白减少并可出现蛋白尿和血尿。应激激素及反应因子,如儿茶酚胺、皮质醇、生长激素、转铁蛋白、白细胞计数、中性粒细胞比例增高,淋巴细胞、嗜酸性粒细胞计数降低。长期体育锻炼 HDL-C 增高。体力活动和肌肉运动的影响可持续数小时或在数小时后发生。

3.进餐

饮食对血液成分的影响与食物的种类和餐后取血的时间有关。

(1)进餐影响的成分:血清总蛋白、清蛋白,餐后由于血液稀释,测定结果较空腹约降低0.44%;起床活动后由于体液重新分布,较晨间卧床时增高 0.41%~0.88%。门诊患者餐后取血与住院空腹取血两者结果比较,无显著性差异。血清胆固醇,正常人普通膳食餐后与餐前比较无统计学意义,血清甘油三酯受进餐影响明显,应在禁食 12～14 小时取血,饮水 90 分钟后基本不受影响。血糖,餐后增高,但正常波动较小,在 0.56 mmol/L 范围之内;糖尿病患者升高明显。糖尿病早期或轻型病例空腹血糖多正常,仅餐后血糖增高,而且多无临床症状。故对糖尿病的早期诊断和疾病筛查,以测定进食不少于 100 g 大米或面粉食品的早餐后 2 小时血糖较空腹血糖敏感。血清尿素氮和尿酸,由于夜间代谢率降低,早晨空腹尿素氮减少,进餐后则增多。血清电解质和无机盐类,进餐对 K^+、Na^+、Cl^-、Ca^{2+} 的影响,无统计学意义;血清无机磷餐后变化与血糖呈负相关,约降低 0.1 mmol/L,但与对照组比较无显著性差别。血清酶学,摄取食物或饮水后 90 分钟与空腹比较,无统计学意义。

(2)食物性质的影响:高蛋白膳食可增高血尿素氮、氨氮和尿酸浓度。多食高核酸食物(如内脏)可增高血尿酸浓度。多食香蕉、菠萝、番茄、凤梨可增加尿 5-羟吲哚乙酸(5-HIAA)的排泄。

(3)取血时间的影响:餐后立即取血,葡萄糖、甘油三酯增高,钾倾向于增高;游离脂肪酸降低约 30%,血清磷倾向于降低。高脂肪餐后 2～4 小时,肠源性碱性磷酸酶倾向于增高,特别是 B 型血和 O 型血 Lewis 阳性分泌型的患者。餐后血清浑浊可干扰某些试验,如使胆红素、乳酸脱氢酶、血清总蛋白增高,而尿酸、尿素氮则可轻度降低。高脂血对梅毒、病毒、真菌、支原体抗体检验也有影响,应空腹取血。长时间空腹对血糖、糖耐量及其他多种试验有影响,如可增高血清胆红素(先天性非溶血性黄疸、非结合型胆红素血症或称 Gilbert 病,空腹 48 小时可增加 240%),可降低血前清蛋白、清蛋白、转铁蛋白和补体 C3 浓度。

据有关研究,进餐 90 分钟后除血糖、甘油三酯明显增高,血红蛋白、平均红细胞体积降低,血清总蛋白、清蛋白、α_2-球蛋白轻度降低外,其他多种成分与对照组比较,差别无统计学意义。为方便门诊患者,除血脂、血清铁、铁结合力、维生素 B_{12}、叶酸、胃泌素等测定应在空腹取血外,在午餐前 3 小时内取血,对检验结果的解释和评价应不会受很大影响。血糖、胆汁酸有时需要在空腹或餐后取血测定。

4.饮茶和咖啡

由于咖啡可抑制磷酸二酯酶的分解,一磷酸腺苷(AMP)转变为 5'-AMP 延缓,使糖酵解酶产物增多;使脂肪酯酶活性增强,脂肪分解,甘油和游离脂肪酸增多,游离药物和游离激素增多。

5.饮酒

酗酒早期尿酸、乳酸、丙酮增高;中期 GGT、尿酸增高;晚期谷丙转氨酶

（ALT）增高。慢性酒精中毒，胆红素（BIL）、天门冬氨酸转氨酶（AST）、碱性磷酸酶、GGT、平均红细胞体积（MCV）增高，叶酸降低。低分子碳水化合物和乙醇可致甘油三酯增高。

6.吸烟

吸烟可使一氧化碳血红蛋白（HbCO）、血红蛋白、白细胞总数、MCV、癌胚抗原（CEA）增高，免疫球蛋白 G（IgG）降低。

7.药物

多种药物可影响实验室检查结果。

（1）影响机体代谢的药物：如激素、利尿剂可导致水、电解质和糖代谢紊乱；咖啡因、氨茶碱可增加儿茶酚胺排泄。多种抗癫痫剂、解热镇痛剂、安眠镇静剂、抗生素、抗凝剂等通过诱导肝微粒体酶活性，使肝源性碱性磷酸酶、GGT 增高、高密度脂蛋白、甘油三酯合成亢进，血尿酸浓度增高。青霉素可使血清蛋白和新生儿胆红素降低，AST、肌酸激酶、肌酐、尿酸增高；青霉素钠可使血清钠增高，钾降低。阿司匹林可使血钙降低，血糖增高；普萘洛尔、利血平可使胆红素增高。口服避孕药对多种试验有影响，如可使 T_4 增高，甲状腺激素摄取率（T-U）降低；α_1 抗胰蛋白酶、血清铁、甘油三酯、ALT 增高，清蛋白降低等。

（2）干扰化学反应的药物：如大剂量输注维生素 C 可使血清转氨酶、胆红素、肌酐增高，胆固醇、甘油三酯、血糖、乳酸脱氢酶降低，隐血假阴性，尿胆原结果减少等。

（四）标本采取的影响因素

1.取血时间的影响

一些激素和化学成分有周期性变化，不同时间取血其结果不同。如 ACTH、皮质醇有日间变化节律，应在上午 8 时和下午 4 时两次取血，不仅需要了解其血浓度而且需要了解其分泌节律。醛固酮应在上午 6～8 时分别取立位和卧位静脉血，甲状旁腺激素最好在上午 8 时取血。急性心肌梗死发病后心肌酶谱变化有一定规律，应多次取血测定并须记录取血时间，以便比较其演变过程。

2.患者体位的影响

从卧位变为直立位，低部位静脉压升高，毛细血管压升高，部分血浆超滤至组织间质，血细胞、蛋白质等大分子成分如血红蛋白、红细胞、总蛋白、清蛋白、碱性磷酸酶、转氨酶、胆固醇等不易通过毛细血管内皮细胞，因浓缩而增加；卧位间质液反流回血，使血液稀释，因而大分子成分浓度降低。而容易弥散的物质，受体位的影响则较小。

肾素、血管紧张素、醛固酮、儿茶酚胺等神经内分泌激素直立位时增加,用以维持血管张力和神经兴奋性,维持体液平衡和血压恒定,保证脑组织的血液供应。

3.止血带或压脉器

静脉取血,压脉带压迫时间过长可使多种血液成分发生改变。例如,压迫40秒,AST增加16%,总蛋白增加4%,胆固醇和尿素氮增加2%;压迫超过3分钟,因静脉扩张、淤血、水分转移,致血液浓缩,氧消耗增加,无氧酵解加强,乳酸升高,pH降低,K^+和Ca^{2+}升高。

4.输液的影响

应尽可能避免在输液过程中取血。输液不仅使血液稀释,而且使测试反应发生严重干扰,特别是糖和电解质。葡萄糖代谢率正常约为 0.35 g/(h·kg),如输注5%葡萄糖,在特殊情况下可在输液的对侧肢静脉取血,并要注明在输液中。如输注10%葡萄糖$\geqslant$3.5 mL/min,即使在对侧肢取血,血糖也会显著升高。在一般情况下,推荐中断输液至少3分钟后取血,但也要注明。

5.溶血的影响

红细胞成分与血浆不同,标本溶血可使乳酸脱氢酶、K^+、转氨酶(AST、ALT)、Zn^{2+}、Mg^{2+}、酸性磷酸酶升高,严重溶血对血清总蛋白、碱性磷酸酶、血清铁、无机磷、胆红素的测定以及与凝血活酶相关的试验也有影响。红细胞虽不含肌酸激酶(CK),但可因腺苷酸激酶的释放而使CK测定值增高。

6.皮肤和动脉采血

皮肤采血适用于全血细胞分析或称全血细胞计数(CBC)、血细胞形态学检验、婴幼儿血气分析以及其他快速床边检验,用力挤压可使组织液渗出造成干扰。动脉采血用于血气分析、乳酸测定和肝衰竭时的酮体测定。过多的肝素可降低pH和二氧化碳分压($PaCO_2$)测定值并导致相关计算参数的错误,注射器内有气泡可改变氧分压(PaO_2)结果。

7.血浆与血清

血浆含有纤维蛋白原,血浆总蛋白和清蛋白测定结果高于血清标本;血清含有血液凝固时血小板释放的K^+和LDH,当血小板增多时血清K^+和LDH高于血浆。床边快速血糖测定和干化学法其他血液化学成分测定,虽用全血,其实为血浆,红细胞内成分一般不参与反应。

(五)标本转送和试验前处理

1.及时转送和尽快分离血清或血浆

取血后应尽快转送和分离血清或血浆,否则血清与血块长时间接触可发生以下变化。

(1)由于血细胞的糖酵解作用,血糖以每小时 5%～15% 的速率降低,糖酵解产物乳酸和丙酮酸升高。

(2)由于红细胞膜通透性增加和溶血加重,红细胞内化学成分发生转移和释放,酶活性受影响,血清无机磷、钾、铁、乳酸脱氢酶、天门冬氨酸转氨酶、肌酸激酶等升高。

(3)由于酯酶作用,胆固醇酯因分解而减少,游离脂肪酸增加。

(4)与空气接触,pH 和 PaO_2、$PaCO_2$ 改变,影响结果的准确性。

2.细菌学标本必须按要求采取

必须按要求采集标本,否则将影响结果的准确性,并给评价其意义带来麻烦甚至误导。

细菌学标本极易被污染,污染的标本杂菌大量繁殖抑制病原菌生长。条件致病菌也是致病菌,如污染条件致病菌将误导临床,造成对患者的损害以及经济和时间的浪费。脑膜炎奈瑟菌、流感嗜血杆菌离体极易死亡,应请实验室人员协助在床边采取和接种或立即保温送至实验室检验。室温放置延迟送检,阳性率降低;冷藏的标本根本不能使用。厌氧菌标本采取必须隔绝空气,混入空气的标本影响检验结果,不能使用。

3.微量元素测定标本

标本采取的注射器和容器必须注意避免游离金属污染。使用的玻璃或塑料注射器、试管或尿容器都需用 10% 稀硝酸浸泡 24～48 小时,用蒸馏水洗净,在无降尘的空气中干燥;采血器材需高压灭菌,或用美国 Becton Dickinson 公司(B-D 公司)深蓝帽真空管和不锈钢针头采血。

随便采取的标本不能保证质量,其结果不能用于临床评价。

(六)实验室的影响因素

分析检验结果必须了解实验室设备水平和质量管理,没有质量保证的实验室资料是不可信赖的。

1.试验误差的原因、特点和对策

(1)系统误差。原因:系统(仪器、方法、试剂)劣化,定标错误或管理失当,是造成准确性降低的主要因素。特点:误差的性质不变,总是正的或负的误差;误差可大可小或成比例变化。对策:质量控制,对系统定期检测、考评、维修或必要时更换,保证系统优化组合。

(2)随机误差。原因:不固定的随机因素或不可避免的偶然因素,又称偶然误差,是造成精密度降低的因素。特点:误差有正有负,正负误差概率相等;小误差多,大误差少,呈正态分布。对策:质量监控,可将误差控制在允许范围之内;必要时重复测定或平行测定,可减小误差。

(3)责任差错。原因:粗心大意,违章操作,标本弄错,制度不严或管理缺陷。特点:误差或差错的大小和性质不定,有不同程度的危害性,但可以完全避免。对策:加强人员教育,严格查对制度,遵守操作规程,提高管理水平。

2.结果处理和信息传递

(1)对过高或过低有临床决定意义、与患者生命安全有关的检验结果,在确保检验质量的前提下,应立即通知临床医师;在诊断治疗上需要早知的信息,应提前报告或主动与有关人员联系。

(2)对检验结果必须认真审核,有疑问应及时复查,有缺陷应及时弥补;如有异常发现应予提前报告或与临床医师联系,审核无误应及时发出。做好登录(计算机的或手工的)以便查询并要定期进行质量分析和评价。

(3)对血清、脑脊液以及其他不易获得或有创采集的标本,应分别保存3天和1周以便必要时复查;对特殊、罕见或诊断不清病例的检验材料,应在-20℃~-70℃长期保存直至失去使用价值。

五、检验结果综合分析

由于检验结果受多种因素影响,在解释和评价时必须结合其他检查资料、疾病流行学资料和临床资料全面综合分析。

(一)关于血象或全血细胞计数

白细胞计数参考区间通常为$(4\sim10)\times10^9/L$,对发热患者来说即使是$5\times10^9/L$,如伴有中性粒细胞减少也应视为降低;或即使为$9\times10^9/L$,如伴有粒细胞增多也应视为增高。因为生理性白细胞分布虽有较多机会接近参考均值$(7\times10^9/L)$,但也有可能接近于上限或下限。假如患者生理分布在参考区间下限,如$5\times10^9/L$,病理性增高为参考区间的一半(2个均数标准差),如$3\times10^9/L$,仍未超出参考区间;如生理分布在参考区间上限,如$9\times10^9/L$,病理性减少参考区间的一半,如$3\times10^9/L$,也还在参考区间之内。发热和白细胞变化是对病原刺激的共同反应,此时白细胞虽然表面在参考区间之内,但是实际上已经发生了变化,因为中性粒细胞的改变已足可以说明其病理性增减。

(二)女性患者的尿常规检验

如尿白细胞增多同时见有大量鳞状上皮细胞,提示白细胞来源于阴道或外阴而非尿路。此时用消毒纸巾清洁外阴和尿道外口后留取中段尿(尿流的中段)检验,则可避免阴道和外阴分泌物的混入。尿常规检验,凡女性患者均应留取中段尿,即使不清洁外阴也可减少污染。

(三)转氨酶和嗜酸性粒细胞升高

临床医师当发现血清转氨酶和血嗜酸性粒细胞增高时,不要忘记与肝有关的寄生虫感染。对不明发热或血吸虫、华支睾吸虫疫区或来自疫区的转氨酶增高者,应做显微镜白细胞分类或嗜酸性粒细胞计数。一些慢性血吸虫病例常因转氨酶升高而被长期误诊为肝炎,由于发现嗜酸性粒细胞增高和经结肠镜检查及结肠黏膜活检,始得到明确诊断。

(四)如何评价血脂结果

评价血脂不应仅根据报告单的参考区间确定高低或是否为合适水平,还必须结合年龄、有无冠心病(CHD)和动脉粥样硬化(AS)等其他危险因素、高密度脂蛋白胆固醇(HDL-C)和非高密度脂蛋白胆固醇(non-HDL-C)水平进行综合评价。例如,60 岁以上老年人,无 CHD、无 AS 等其他危险因素,也无 HDL-C 降低,胆固醇(TC)<5.69 mmol/L 属于期望水平,<6.47 mmol/L 属于边界范围。如有 CHD 或 AS 等其他危险因素或有 HDL-C 降低,TC 应<5.17 mmol/L 为期望水平。如年龄<30 岁,即使无 AS 等其他危险因素,TC>5.17 mmol/L 即应视为增高水平;如有 CHD 或 AS 危险因素,TC 以<4.65 mmol/L 较为适宜。

TC＝HDL-C＋non-HDL-C。HDL-C 对 AS 的发生、发展具有延缓作用,而 non-HDL-C 则具有促进作用。non-HDL-C 包括 LDL-C 和 VLDL-C 两种胆固醇,而以 LDL-C 对 AS 的影响更为重要。因此,当 TC 增高时应分析其组分胆固醇的水平或比率,分清主次,不可一概而论。

(五)评价甲状腺激素必须结合 TSH 水平

由于甲状腺疾病可原发于甲状腺,也可原发于垂体或下丘脑;甲状腺激素反馈调节 TRH(促甲状腺激素释放激素)和促甲状腺激素(TSH);同时甲状腺激素水平又受非甲状腺疾病的影响,不同实验室和不同方法设定的参考区间也有所不同,所以,同一轴系不同水平激素的联合使用,无论是对诊断还是鉴别诊断都更有意义。对甲状腺功能减退的诊断,高敏法测定的 TSH 比甲状腺激素更为敏感,更为重要。

(六)分析肿瘤标志物对肿瘤的诊断价值

由于肿瘤标志物敏感性和特异性的有限性,除考虑测定值水平、观察动态变化外,还必须结合超声波、CT、MRI等影像检查和必要时的病理组织学检查,才有可能减少分析判断上的失误。对一时不能确定或有疑问的结果,应及时复查并观察其动态变化,以探明原因和总结经验。经验证明,即使是病理组织学检查,也难免有失误;应提倡联合看片,多人会诊,集体讨论诊断,以提高病理诊断的正确性。

第二章

红细胞检验

第一节 红细胞计数

红细胞计数是测定单位容积血液中红细胞数量,是血液一般检验基本项目之一。检验方法有显微镜计数法和血液分析仪法,本节介绍显微镜计数法。

一、检测原理

采用红细胞稀释液将血液稀释后,充入改良牛鲍计数板,在高倍镜下计数中间大方格内四角及中央共5个中方格内红细胞数,再换算成单位体积血液中红细胞数。

红细胞计数常用稀释液有3种,其组成及作用见表2-1。

表 2-1 红细胞稀释液组成及作用

稀释液	组成	作用	备注
Hayem 液	氯化钠,硫酸钠,氯化汞	维持等渗,提高比密,防止细胞粘连,防腐	高球蛋白血症时,易造成蛋白质沉淀而使红细胞凝集
甲醛枸橼酸钠盐水	氯化钠,枸橼酸钠,甲醛	维持等渗,抗凝,固定红细胞和防腐	
枸橼酸钠盐水	31.3 g/L 枸橼酸钠		遇自身凝集素高者,可使凝集的红细胞分散

二、操作步骤

显微镜计数法。①准备稀释液:在试管中加入红细胞稀释液;②采血和加血:准确采集外周血或吸取新鲜静脉抗凝血加至稀释液中,立即混匀;③充池:准备计数板、充分混匀红细胞悬液、充池、室温静置一定时间待细胞下沉;④计数:高倍镜下计数中间大方格内四角及中央中方格内红细胞总数;⑤计算:换算成单位体积血液中红细胞数。

三、方法评价

显微镜红细胞计数法是传统方法,设备简单、试剂易得、费用低廉,适用于基层医疗单位和分散检测;缺点是操作费时,受器材质量、细胞分布及检验人员水平等因素影响,不易质量控制,精密度低于仪器法,不适用于临床大批量标本筛查。在严格规范操作条件下,显微镜红细胞计数是参考方法,用于血液分析仪的校准、质量控制和异常检测结果复核。

四、质量管理

(一)检验前管理

(1)器材:必须清洁、干燥。真空采血系统、血细胞计数板、专用盖玻片、微量吸管及玻璃刻度吸管等规格应符合要求或经过校正。

(2)生理因素:红细胞计数一天内变化为 4%,同一天上午 7 时最高,日间变化为 5.8%,月间变化为 5.0%。

(3)患者体位及状态:直立体位换成坐位 15 分钟后采血,较仰卧位 15 分钟后采血高 $5\%\sim15\%$;剧烈运动后立即采血可使红细胞计数值增高 10%。

(4)采血:应规范、顺利、准确,否则应重新采血。毛细血管血采集部位不得有水肿、发绀、冻疮或炎症;采血应迅速,以免血液出现小凝块致细胞减少或分布不均;针刺深度应适当($2\sim3$ mm);不能过度挤压,以免混入组织液。静脉采血时静脉压迫应小于 1 分钟,超过 2 分钟可使细胞计数值平均增高 10%。

(5)抗凝剂:采用 EDTA-K_2 作为抗凝剂,其浓度为 $3.7\sim5.4$ $\mu mol/mL$ 血或 $1.5\sim2.2$ mg/mL 血,血和抗凝剂量及比例应准确并充分混匀。标本应在采集后 4 小时内检测完毕。

(6)红细胞稀释液:应等渗、新鲜、无杂质微粒(应过滤),吸取量应准确。

(7)WHO 规定,如标本储存在冰箱内,检测前必须平衡至室温,并至少用手颠倒混匀 20 次。

(8)为避免稀释溶血和液体挥发浓缩,血液稀释后应在 1 小时内计数完毕。

(二)检验中管理

1.操作因素

(1)计数板使用:WHO 推荐以"推式"法加盖玻片,以保证充液体积高度为 0.10 mm。

(2)充池:充池前应充分混匀细胞悬液,可适当用力振荡,但应防止气泡产生及剧烈振荡破坏红细胞;必须一次性充满计数室(以充满但不超过计数室台面与盖玻片之间的矩形边缘为宜),不能断续充液、满溢、不足或产生气泡,充池后不能移动或触碰盖玻片。

(3)计数域:血细胞在充入计数室后呈随机分布或 Poisson 分布,由此造成计数误差称为计数域误差,是每次充池后血细胞在计数室内分布不可能完全相同所致,属于偶然误差。扩大血细胞计数范围或数量可缩小这种误差。根据下述公式推断,欲将红细胞计数误差(CV)控制在 5% 以内,至少需要计数 400 个红细胞。

(4)计数:应逐格计数,按一定方向进行,对压线细胞应遵循"数上不数下、数左不数右"原则。

(5)红细胞在计数池中如分布不均,每个中方格之间相差超过 20 个,应重新充池计数。在参考范围内,2 次红细胞计数相差不得 >5%。

$$CV = \frac{s}{m} \times 100\% = \frac{1}{\sqrt{m}} \times 100\%$$

式中,s:标准差,m:红细胞多次计数的均值。

2.标本因素

(1)白细胞数量:白细胞在参考范围时,仅为红细胞的 1/1 000~1/500,对红细胞数量影响可忽略,但白细胞 >100×10^9/L 时,应校正计数结果:实际 RBC= 计数红细胞-白细胞;或在高倍镜下计数时,不计白细胞(白细胞体积较成熟红细胞大,中央无凹陷,可隐约见到细胞核,无草黄色折光)。

(2)有核红细胞或网织红细胞:增生性贫血时,有核红细胞增多或网织红细胞提前大量释放时,可干扰红细胞计数。

(3)冷凝集素:可使红细胞凝集,造成红细胞计数假性减低。

3.室内质量控制(IQC)及室间质量评价(EQA)

血细胞显微镜计数法尚缺乏公认或成熟质量评价与考核方法,是根据误差理论设计的评价方法。

(1)双份计数标准差评价法:采用至少 10 个标本,每个均作双份计数,由每个标本双份计数之差计算标准差,差值如未超出 2 倍差值标准差范围,则认为结果可靠。

(2)国际通用评价法:可参考美国 1988 年临床实验室改进修正案(CLIA88)

能力验证计划的允许总误差进行评价,通过计算靶值偏倚情况进行血细胞计数质量评价:质量标准＝靶值±允许总误差。允许总误差可以是百分数、固定值、组标准差(s)倍数。红细胞计数允许误差标准是计数结果在靶值±6%以内。

五、临床应用

(一)红细胞增多

(1)严重呕吐、腹泻、大面积烧伤及晚期消化道肿瘤患者。多为脱水血浓缩使血液中的有形成分相对地增多所致。

(2)心肺疾病:先天性心脏病、慢性肺脏疾病及慢性一氧化碳中毒等。因缺氧必须借助大量红细胞来维持供氧需要。

(3)干细胞疾病:真性红细胞增多症。

(二)红细胞减少

(1)急性或慢性失血。

(2)红细胞遭受物理、化学或生物因素破坏。

(3)缺乏造血因素、造血障碍和造血组织损伤。

(4)各种原因的血管内或血管外溶血。

第二节 网织红细胞计数

网织红细胞(reticulocyte,RET)是介于晚幼红细胞和成熟红细胞之间的尚未完全成熟的红细胞,因胞质中残留一定量的嗜碱性物质核糖核酸(RNA),经新亚甲蓝或煌焦油蓝等碱性染料活体染色后,RNA 凝聚呈蓝黑色或蓝紫色颗粒,颗粒多时可连成线状或网状结构(图 2-1)。RET 在骨髓停留一段时间后释放入血,整个成熟时间约 48 小时。RET 较成熟红细胞大,直径为 $8.0 \sim 9.5~\mu m$。随着红细胞发育成熟,RNA 逐渐减少至消失;RET 网状结构越多,表示细胞越幼稚。ICSH 据此将其分为 Ⅰ～Ⅳ 型(表 2-2)。

一、检测原理

RET 检测方法有显微镜法、流式细胞术法和血液分析仪法。

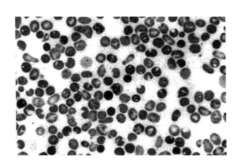

图 2-1 网织红细胞

表 2-2 网织红细胞分型及特征

分型	形态特征	正常存在部位
Ⅰ型（丝球型）	RNA呈线团样几乎充满红细胞	仅存在骨髓中
Ⅱ型（网型或花冠型）	RNA呈松散的线团样或网状	大量存在骨髓中，外周血很难见
Ⅲ型（破网型）	网状结构少，呈断线状或不规则枝状连接或排列	主要存在骨髓中，外周血可见少量
Ⅳ型（颗粒型或点粒型）	RNA呈分散的颗粒状或短丝状	主要存在外周血中

（一）显微镜法

活体染料的碱性基团（带正电荷）可与RET嗜碱性物质RNA的磷酸基（带负电荷）结合，使RNA间负电荷减少而发生凝缩，形成蓝色颗粒状、线状甚至网状结构。在油镜下计数一定量红细胞中RET数，换算成百分率。如同时做红细胞计数，则可计算出RET绝对值。

显微镜法RET活体染色染料有灿烂煌焦油蓝（brilliant cresyl blue，又称灿烂甲酚蓝）、新亚甲蓝（new methylene blue，又称新次甲基蓝）和中性红等，其评价见表2-3。

表 2-3 显微镜法 RET 活体染色染料评价

染料	评价
煌焦油蓝	普遍应用，溶解度低，易形成沉渣附着于红细胞表面，影响计数；易受Heinz小体和HbH包涵体干扰
新亚甲蓝	对RNA着色强且稳定，Hb几乎不着色，利于计数。WHO推荐使用
中性红	浓度低、背景清晰，网织颗粒鲜明，不受Heinz小体和HbH包涵体干扰

（二）流式细胞术（flow cytometry，FCM）**法**

RET内RNA与碱性荧光染料（如派洛宁Y、吖啶橙、噻唑橙等）结合后，用流式细胞仪或专用自动网织红细胞计数仪进行荧光细胞(RET)计数,同时报告 RET 绝对值。仪器还可根据荧光强度(RNA 含量)将 RET 分为强荧光强度(HFR)、中荧光强度(MFR)和弱荧光强度(LFR),计算出 RET 成熟指数(reticulocyte maturation index,RMI)。

$$RMI\% = \frac{HFR+MFR}{LFR} \times 100$$

二、操作步骤

显微镜法(试管法)。①加染液:在试管内加入染液数滴。②加血染色:加入新鲜全血数滴,立即混匀,室温放置一定时间(CLSI 推荐 3～10 分钟)。③制备涂片:取混匀染色血滴制成薄片,自然干燥。④观察:低倍镜下观察并选择红细胞分布均匀、染色效果好的部位。⑤计数:常规法,油镜下计数至少 1 000 红细胞数量中 RET 数;Miller 窥盘法,将 Miller 窥盘置于目镜内,分别计数窥盘小方格(A 区)内成熟红细胞数和大格内(B 区)RET 数。⑥计算算式如下。

$$常规法:RET\% = \frac{计数 1\,000 个成熟红细胞中 RET 数}{1\,000} \times 100$$

$$Miller\ 窥盘法:RET\% = \frac{大方格内 RET 数}{小方格内红细胞数 \times 9} \times 100$$

$$RET\ 绝对值(个/L) = \frac{红细胞数}{L} \times RET(\%)$$

三、方法评价

RET 计数的方法评价见表 2-4。

表 2-4　RET 计数方法评价

方法	优点	缺点
显微镜法	操作简便、成本低、形态直观。试管法重复性较好、易复查,为参考方法。建议淘汰玻片法	影响因素多、重复性差、操作烦琐
流式细胞术法	灵敏度、精密度高,适合批量检测	仪器贵、成本高,成熟红细胞易被污染而影响结果
血液分析仪法	灵敏度、精密度高,易标准化,参数多,适合批量检测	影响因素多,Howell-Jolly 小体、有核红细胞、镰状红细胞、巨大血小板、寄生虫等可致结果假性增高

四、质量管理

(一)检验前管理

1.染液

煌焦油蓝染液最佳浓度为 1%,在 100 mL 染液中加入 0.4 g 柠檬酸三钠,效果更好。应储存于棕色瓶,临用前过滤。WHO 推荐使用含 1.6% 草酸钾的0.5% 新亚甲蓝染液。

2.标本因素

因 RET 在体外可继续成熟使数量逐渐减少,因此,标本采集后应及时处理。

3.器材和标本采集等要求

同红细胞计数。

(二)检验中管理

1.操作因素

(1)染色时间:室温低于 25 ℃时应适当延长染色时间或放置 37 ℃温箱内染色8～10 分钟。标本染色后应及时检测,避免染料吸附增多致 RET 计数增高。

(2)染液与血液比例以 1:1 为宜,严重贫血者可适当增加血液量。

(3)使用 Miller 窥盘(ICSH 推荐):以缩小分布误差,提高计数精密度、准确度和速度。

(4)计数 RBC 数量:为控制 CV 为 10%,ICSH 建议根据 RET 数量确定所应计数红细胞数量(表 2-5)。

表 2-5 ICSH:RET 计数 CV＝10％时需镜检计数红细胞数量

RET(%)	计数 Miller 窥盘小方格内红细胞数量	相当于缩视野法计数红细胞数量
1～2	1 000	9 000
3～5	500	4 500
6～10	200	1 800
11～20	100	900

(5)CLSI 规定计数时应遵循"边缘原则",即数上不数下、数左不数右。如忽视此原则对同一样本计数时,常规法计数结果可比窥盘法高 30%。

2.标本因素

(1)ICSH 和 NCCLS 规定:以新亚甲蓝染液染色后,胞质内凡含有 2 个以上网织颗粒的无核红细胞计为 RET。

(2)注意与非特异干扰物鉴别:RET 为点状或网状结构,分布不均;HbH 包涵体为圆形小体,均匀散布在整个红细胞中,一般在孵育 10~60 分钟后出现;Howell-Jolly 小体为规则、淡蓝色小体;Heinz 小体为不规则突起状、淡蓝色小体。

3.质控物

目前,多采用富含 RET 抗凝脐带血制备的质控品,通过定期考核检验人员对 RET 辨认水平进行 RET 手工法质量控制,但此法无法考核染色、制片等环节。CLSI 推荐 CPD 抗凝全血用于 RET 自动检测的质量控制物。

五、临床应用

(一)参考范围

参考范围见表 2-6。

表 2-6 RET 参考范围

方法	人群	相对值(%)	绝对值(×10⁹/L)	LFR(%)	MFR(%)	HFR(%)
手工法	成年人、儿童	0.5~1.5	24~84			
	新生儿	3.0~6.0				
FCM	成年人	0.7±0.5	43.6±19.0	78.8±6.6	18.7±5.1	2.3±1.9

(二)临床意义

外周血 RET 检测是反映骨髓红系造血功能的重要指标。临床应用主要如下。

1.评价骨髓增生能力与判断贫血类型

(1)增高:表示骨髓红细胞造血功能旺盛,见于各种增生性贫血,尤其是溶血性贫血,RET 可达 6%~8%或以上,急性溶血时可达 20%~50%或以上;红系无效造血时,骨髓红系增生活跃,外周血 RET 则正常或轻度增高。

(2)减低:见于各种再生障碍性贫血、单纯红细胞再生障碍性贫血等。RET <1%或绝对值<15×10⁹/L 为急性再生障碍性贫血的诊断指标。

通常,骨髓释放入外周血 RET 主要为Ⅳ型,在血液中 24 小时后成为成熟红细胞。增生性贫血时,幼稚 RET 提早进入外周血,需 2~3 天后才成熟,即在血液停留时间延长,使 RET 计数结果高于实际水平,不能客观反映骨髓实际造血能力。因 RET 计数结果与贫血严重程度(Hct 水平)和 RET 成熟时间有关,采用网织红细胞生成指数(reticulocyte production index,RPI)可校正 RET 计数结果。

$$RPI = \frac{患者\ Hct}{正常\ Hct(0.45)} \times \frac{患者\ RET(\%)}{RET\ 成熟时间(天)}$$

HcT/RET 成熟时间（天）关系为：$(0.39 \sim 0.45)/1$，$(0.34 \sim 0.38)/1.5$，$(0.24 \sim 0.33)/2.0$，$(0.15 \sim 0.23)/2.5$ 和 $<0.15/3.0$。正常人 RPI 为 1；RPI<1 提示贫血为骨髓增生低下或红系成熟障碍所致；RPI>3 提示贫血为溶血或失血，骨髓代偿能力良好。

2.观察贫血疗效

缺铁性贫血或巨幼细胞贫血分别给予铁剂、维生素 B_{12} 或叶酸治疗，$2 \sim 3$ 天后 RET 开始增高，$7 \sim 10$ 天达最高（10% 左右），表明治疗有效，骨髓造血功能良好。反之，表明治疗无效，提示骨髓造血功能障碍。EPO 治疗后 RET 也可增高达 2 倍之多，$8 \sim 10$ 天后恢复正常。

3.放疗、化疗监测

放疗和化疗后造血恢复时，可见 RET 迅速、短暂增高。检测幼稚 RET 变化是监测骨髓恢复较敏感的指标，出现骨髓抑制时，HFR 和 MFR 首先降低，然后出现 RET 降低。停止放疗、化疗，如骨髓开始恢复造血功能，上述指标依次上升，可同时采用 RMI 监测，以适时调整治疗方案，避免造成骨髓严重抑制。

4.骨髓移植后监测骨髓造血功能恢复

骨髓移植后第 21 天，如 RET$>15 \times 10^9/L$，常表示无移植并发症。如 RET$<15 \times 10^9/L$ 伴中性粒细胞和血小板增高，提示骨髓移植失败可能，此可作为反映骨髓移植功能良好指标，且不受感染影响。

第三节　红细胞形态学检验

不同病因作用于红细胞发育成熟过程不同阶段，可致红细胞发生相应病理变化及形态学改变（大小、形状、染色及结构）。红细胞形态学检查结合 RBC、Hb 和 Hct 及其他参数综合分析，可为贫血等疾病诊断和鉴别诊断提供进一步检查线索。

一、检验原理

外周血涂片经瑞特-吉姆萨染色后，不同形态红细胞可显示各自形态学特点。选择红细胞分布均匀、染色良好、排列紧密但不重叠的区域,在显微镜下观察红细胞形态。

二、操作步骤

(1)采血、制备血涂片与染色。

(2)低倍镜观察:观察血涂片细胞分布和染色情况,找到红细胞分布均匀、染色效果好、排列紧密,但不重叠区域(一般在血涂片体尾交界处),转油镜观察。

(3)油镜观察:仔细观察红细胞形态(大小、形状、染色及结构)是否异常,同时浏览全片是否存在其他异常细胞或寄生虫。

三、方法评价

显微镜检查可直观识别红细胞形态,发现红细胞形态病理变化,目前仍无仪器可完全取代,也是仪器校准和检测复核方法。

四、质量管理

(1)血涂片制备及染色:应保证血涂片制备和染色效果良好。操作引起的常见红细胞形态异常的人为因素如下。①涂片不当:可形成棘形红细胞、皱缩红细胞、红细胞缗钱状聚集;②玻片有油脂:可见口形红细胞;③EDTA抗凝剂浓度过高或血液长时间放置:可形成锯齿状红细胞;④涂片干燥过慢或固定液混有少许水分:可形成面包圈形、口形、靶形红细胞;⑤涂片末端附近:可形成与长轴方向一致假椭圆形红细胞;⑥染色不当:可形成嗜多色性红细胞。

(2)检验人员:必须有能力、有资格能识别血液细胞形态。

(3)油镜观察:应注意浏览全片,尤其是血涂片边缘,观察是否存在其他异常细胞。

五、临床应用

(一)参考范围

正常成熟红细胞形态呈双凹圆盘状,大小均一,平均直径 $7.2~\mu m$($6.7\sim7.7~\mu m$);瑞特-吉姆萨染色为淡粉红色,呈正色素性;向心性淡染,中央 1/3 为生理性淡染区;胞质内无异常结构;无核;可见少量变形或破碎红细胞。

(二)临床意义

正常形态红细胞(图 2-2):除了见于健康人,也可见于急性失血性贫血、部分再生障碍性贫血(aplastic anemia,AA)。

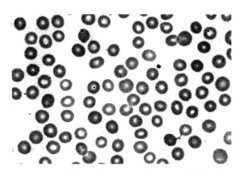

图 2-2 正常红细胞形态(瑞特-吉姆萨染色)

形态异常红细胞:如发现数量较多形态异常红细胞,在排除人为因素后,提示为病理改变。红细胞形态异常可分为大小、形状、染色(血红蛋白)、结构和排列等五大类。

1.红细胞大小异常

(1)小红细胞:指直径<6 μm 红细胞,出现较多染色浅、淡染区扩大的小红细胞(图 2-3),提示血红蛋白合成障碍。见于缺铁性贫血(iron deficiency anemia,IDA)、珠蛋白生成障碍性贫血。遗传性球形红细胞增多症(hereditary spherocytosis,HS)的小红细胞内血红蛋白充盈度良好,甚至深染,中心淡染区消失。长期慢性感染性贫血为单纯小细胞性,即红细胞体积偏小,无淡染区扩大(小细胞正色素红细胞)。

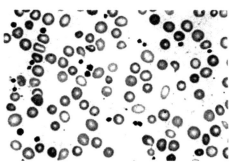

图 2-3 小细胞低色素红细胞

(2)大红细胞:指直径>10 μm 红细胞(图 2-4),呈圆形(圆形大红细胞)或卵圆形(卵圆形大红细胞)。见于叶酸、维生素 B_{12} 缺乏所致巨幼细胞贫血(megaloblastic anemia,MA),为幼红细胞内 DNA 合成不足,不能按时分裂,脱核后形成大成熟的红细胞。也可见于溶血性贫血(hemolytic anemia,HA)和骨髓增生异常综合征(myelodysplastic syndrome,MDS)等。

(3)巨红细胞:指直径＞15 μm 红细胞(图 2-5)。见于 MA、MDS 血细胞发育不良时,后者甚至可见直径＞20 μm 超巨红细胞。

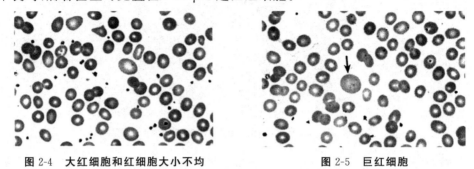

图 2-4　大红细胞和红细胞大小不均　　　　　图 2-5　巨红细胞

(4)红细胞大小不均:指同一血涂片上红细胞之间直径相差 1 倍以上,由红细胞体积分布宽度(RDW)反映。见于贫血,MA 时尤为明显,与骨髓造血功能紊乱或造血监控功能减弱有关。

2.红细胞形状异常

(1)球形红细胞:红细胞直径＜6 μm,厚度＞2.6 μm,小球形,着色深,无中心淡染区,直径与厚度之比(正常为 3.4:1)可减少至 2.4:1 或更小(图 2-6),与红细胞膜结构异常致膜部分丢失有关,此类红细胞易于破坏或溶解。见于遗传性球形红细胞增多症(常＞20%)、自身免疫性溶血性贫血和新生儿溶血病等。

(2)椭圆形红细胞:也称卵圆形红细胞,红细胞呈椭圆形、杆形或卵圆形,长度可大于宽度 3 倍,可达 5:1(图 2-7),形成与膜基因异常致细胞膜骨架蛋白异常有关,且只有成熟后才呈椭圆形,因此,仅在外周血见到,正常人外周血约占 1%。见于遗传性椭圆形红细胞增多症(hereditary elliptocytosis,HE)(常＞25%,甚至达 75%)和巨幼细胞贫血(可达 25%)。

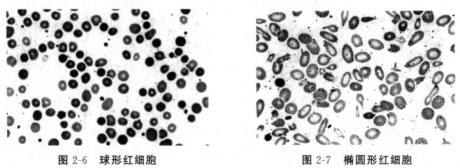

图 2-6　球形红细胞　　　　　　　　图 2-7　椭圆形红细胞

(3)泪滴形红细胞:红细胞泪滴样或梨状(图 2-8),可能因细胞内含 Heinz 小体或包涵体,或红细胞膜某一点被粘连而拉长,或制片不当所致。正常人偶见。见于骨髓纤维化、溶血性贫血和珠蛋白生成障碍性贫血等。

(4)口形红细胞:红细胞中心苍白区呈张口形(图 2-9),因膜异常使 Na^+ 通透性增加,细胞膜变硬,细胞脆性增加,生存时间缩短。正常人偶见($<4\%$)。见于遗传性口形红细胞增多症(hereditary stomatocytosis,HST)(常$>10\%$)、小儿消化系统疾病所致的贫血、急性酒精中毒、某些溶血性贫血和肝病等。也可见于涂片不当,如血涂片干燥缓慢、玻片有油脂等。

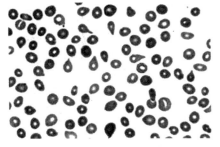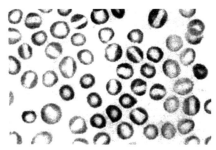

图 2-8　泪滴形红细胞　　　　　　　　图 2-9　口形红细胞

(5)镰状红细胞:红细胞呈镰刀状、线条状或呈"L""S""V"形等(图 2-10),可能为缺氧使红细胞内 HbS 溶解度降低,形成长形或尖形结晶体,使胞膜变形。见于镰状红细胞病。血涂片中出现可能是脾、骨髓或其他脏器毛细血管缺氧所致。在新鲜血液内加入还原剂,如偏亚硫酸钠,然后制作涂片有利于镰状红细胞检查。

(6)靶形红细胞:比正常红细胞稍大且薄,中心染色较深,外围苍白,边缘又深染,呈靶状(图 2-11)。有的红细胞边缘深染区向中央延伸或相连成半岛状或柄状,形成不典型靶形红细胞。可能与红细胞内血红蛋白组合、结构变异及含量不足、分布不均有关,其生存时间仅为正常红细胞的 1/2 或更短。见于珠蛋白生成障碍性贫血(常大于 20%)、严重缺铁性贫血、某些血红蛋白病、肝病、阻塞性黄疸和脾切除后,也可见于血涂片制作后未及时干燥固定、EDTA 抗凝过量等。

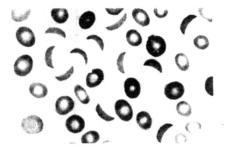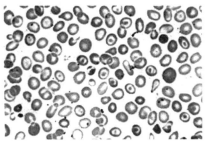

图 2-10　镰状红细胞　　　　　　　　图 2-11　靶形红细胞

(7)棘形红细胞:红细胞表面有多个不规则针状或指状突起,突起长宽不一、外端钝圆、间距不等(图 2-12)。见于遗传性或获得性无 β-脂蛋白血症(可达 70%～80%)、脾切除后、酒精中毒性肝病、神经性厌食和甲状腺功能减退症等。

(8)刺红细胞:也称锯齿形红细胞,红细胞表面呈钝锯齿状,突起排列均匀、大小一致、外端较尖(图 2-13)。见于制片不当、高渗和红细胞内低钾等,也可见于尿毒症、丙酮酸激酶缺乏症、胃癌和出血性溃疡。

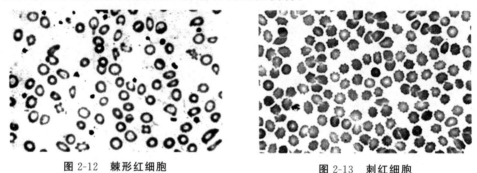

图 2-12　棘形红细胞　　　　　　　　　　图 2-13　刺红细胞

(9)裂红细胞:也称为红细胞碎片或破碎红细胞。指红细胞大小不一,外形不规则,可呈盔形、三角形、扭转形(图 2-14),为红细胞通过管腔狭小的微血管所致。正常人血片中小于 2%。见于弥散性血管内凝血、创伤性心源性溶血性贫血、肾功能不全、微血管病性溶血性贫血、血栓性血小板减少性紫癜、严重烧伤和肾移植排斥时。

(10)红细胞形态不整:指红细胞形态发生无规律变化,出现各种不规则的形状,如豆状、梨形、蝌蚪状、麦粒状和棍棒形等(图 2-15),可能与化学因素(如磷脂酰胆碱、胆固醇和丙氨酸)或物理因素有关。见于某些感染、严重贫血,尤其是 MA。

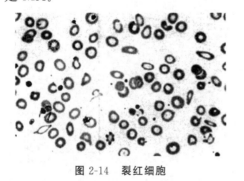

图 2-14　裂红细胞

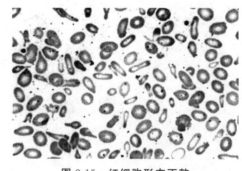

图 2-15　红细胞形态不整

3.红细胞染色异常

(1)低色素性:红细胞生理性中心淡染区扩大,染色淡薄,为正细胞低色素红细胞或小细胞低色素红细胞,甚至仅细胞周边着色为环形红细胞(图2-16),提示红细胞血红蛋白含量明显减少。见于缺铁性贫血、珠蛋白生成障碍性贫血、铁粒幼细胞性贫血(sideroblastic anemia,SA)和某些血红蛋白病等。

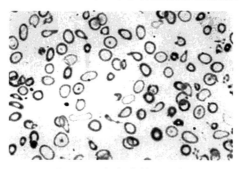

图2-16　低色素性红细胞

(2)高色素性:红细胞生理性中心淡染区消失,整个细胞染成红色,胞体大(图2-17),提示红细胞血红蛋白含量增高,故MCH增高,见于MA和遗传性球形红细胞增多症。球形红细胞因厚度增加,也可呈高色素,其胞体小,故MCH不增高。

(3)嗜多色性:红细胞淡灰蓝色或灰红色,胞体偏大,属尚未完全成熟红细胞(图2-18),因胞质内尚存少量嗜碱性物质RNA,又有血红蛋白,故嗜多色性。正常人血片中为0.5%～1.5%。见于骨髓红细胞造血功能活跃时,如溶血性贫血和急性失血。

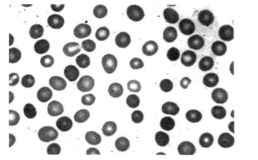

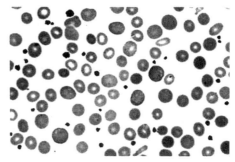

图2-17　高色素性红细胞　　　　　图2-18　嗜多色性红细胞

(4)双相形红细胞:又称双形性红细胞。指同一血涂片上红细胞着色不一,出现2种或2种以上染色不一致红细胞,如同时出现小细胞低色素、正细胞正色素或大细胞高色素红细胞等，为血红蛋白充盈度偏离较大所致。见于铁粒幼细胞性贫血、输血后、营养性贫血、骨髓增生异常综合征。可通过血红蛋白分布宽度(hemoglobin distribution width，HDW)反映出来。

4.红细胞内出现异常结构

(1)嗜碱点彩红细胞：简称点彩红细胞(图 2-19)，指在瑞特-吉姆萨染色条件下，红细胞胞质内出现大小形态不一、数量不等蓝色颗粒(变性核糖核酸)。其形成原因有：①重金属损伤细胞膜使嗜碱性物质凝集；②嗜碱性物质变性；③某些原因致血红蛋白合成过程中原卟啉与亚铁结合受阻。正常人甚少见(约1/10 000)。见于铅中毒，为筛检指标；常作为慢性重金属中毒指标；也可见于贫血，表示骨髓造血功能旺盛。

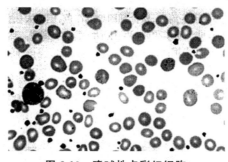

图 2-19　嗜碱性点彩红细胞

(2)Howell-Jolly 小体：又称染色质小体(图 2-20)，指红细胞胞质内含有 1 个或多个直径为 1～2 μm 暗紫红色圆形小体，可能为核碎裂或溶解后残余部分。见于脾切除后、无脾症、脾萎缩、脾功能低下、红白血病和某些贫血，尤其是 MA。

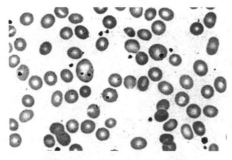

图 2-20　Howell-Jolly 小体

(3)卡伯特环：指红细胞胞质中含紫红色细线圈状结构，环形或"8"字形(图 2-21)，可能为：①核膜残余物，表示核分裂异常；②纺锤体残余物；③胞质中脂蛋白变性，多出现在嗜多色性或嗜碱性点彩红细胞中，常伴豪-乔小体。见于白血病、MA、铅中毒和脾切除后。

（4）帕彭海姆小体（Pappenheimer body）：指红细胞内铁颗粒，在瑞特-吉姆萨染色下呈蓝黑色颗粒，直径<1 μm。见于脾切除后和骨髓铁负荷过度等。

（5）寄生虫：感染疟原虫、微丝蚴、巴贝球虫和锥虫时，红细胞胞质内可见相应病原体（图 2-22）。

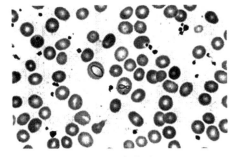

图 2-21　卡伯特环

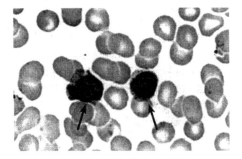

图 2-22　红细胞内疟原虫

5.红细胞排列异常

（1）缗钱状红细胞：当血浆中纤维蛋白原、球蛋白含量增高时，红细胞表面负电荷减低，红细胞间排斥力削弱，红细胞互相连接呈缗钱状（图 2-23）。见于多发性骨髓瘤等。

（2）红细胞凝集：红细胞出现聚集或凝集现象（图 2-24）。见于冷凝集素综合征和自身免疫性溶血性贫血等。

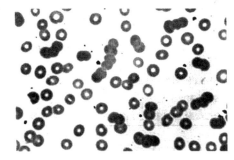

图 2-23　缗钱状红细胞

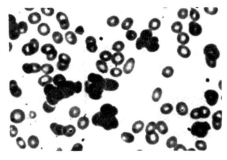

图 2-24　红细胞凝集

6.有核红细胞（nucleated erythrocyte，nucleated red blood cell，NRBC）

有核红细胞指血涂片中出现有核红细胞（图 2-25）。正常时，出生 1 周内新生儿外周血可见少量有核红细胞。如成年人出现，为病理现象，见于溶血性贫血（因骨髓红系代偿性增生和提前释放所致）、造血系统恶性肿瘤（如急、慢性白血病）或骨髓转移癌（因骨髓大量异常细胞排挤释放增多所致）、骨髓纤维化（因髓外造血所致)和脾切除后(因滤血监视功能丧失所致)。血涂片检查有助于发现和诊断疾病(表 2-7)。

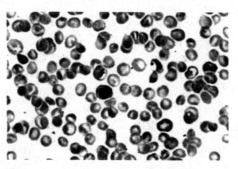

图 2-25 有核红细胞

表 2-7 血涂片检查有助于发现和诊断的疾病

血涂片发现	疾病
球形红细胞、多色素红细胞、红细胞凝集、吞噬红细胞增多	免疫性溶血性贫血
球形红细胞、多色素红细胞	遗传性球形红细胞增多症
椭圆形红细胞	遗传性椭圆形红细胞增多症
卵圆形红细胞	遗传性卵圆形红细胞增多症
靶形红细胞、球形红细胞	血红蛋白 C 病
镰状红细胞	血红蛋白 S 病
靶形红细胞、镰状红细胞	血红蛋白 SC 病
小红细胞、靶形红细胞、泪滴状红细胞、嗜碱点彩红细胞、其他异形红细胞	轻型珠蛋白生成障碍性贫血(地中海贫血)
小红细胞、靶形红细胞、嗜碱点彩红细胞、泪滴状红细胞、其他异形红细胞	重型珠蛋白生成障碍性贫血(地中海贫血)
小红细胞、低色素红细胞、无嗜碱点彩红细胞	缺铁性贫血
嗜碱点彩红细胞	铅中毒
大红细胞、卵圆形大红细胞、中性粒细胞分叶过多	叶酸或 B_{12} 缺乏症

第三章

白细胞检验

第一节　白细胞计数

白细胞目视计数法和白细胞计数的质量控制。

一、目视计数法

(一)原理

用稀醋酸溶液将血液稀释后,红细胞被溶解破坏,白细胞却保留完整的形态,混匀后充入计数池,在显微镜下计数一定体积中的白细胞,经换算得出每升血液中的白细胞数。

(二)试剂

(1)2%冰醋酸:冰醋酸 2 mL,蒸馏水 98 mL;10 g/L 亚甲蓝溶液 3 滴。2%冰醋酸稀释液为低渗溶液,可溶解红细胞,醋酸可加速其溶解,并能固定核蛋白,使白细胞核显现,便于辨认。

(2)21%盐酸:浓盐酸 1 mL 加蒸馏水 99 mL。

(三)器材

与红细胞计数相同。

(四)方法

取小试管 1 支,加白细胞稀释液 0.38 mL。用血红蛋白吸管准确吸取外周血 20 μL。擦去管尖外部余血,将吸管插入盛 0.38 mL 稀释液的试管底部,轻轻吹出血液,并吸取上清液洗涮 3 次,注意每次不能冲混稀释液,最后用手振摇试管混匀。充液,将计数池和盖玻片擦净,盖玻片盖在计数池上,再用微量吸管迅速吸取混匀悬液充入计数池中,静置 2～3 分钟后镜检。用低倍镜计数四角的 4 个大方格内的白细胞总数。对于压线的白细胞,应采取数上不数下、数左不数右的原则,保证计数区域的计数结果的一致性和准确性。

(五)计算

白细胞数/L＝4 个大方格内白细胞总数/4×10×20×10^6＝4 个大方格内白细胞数×50×10^6。式中:÷4 得每个大格内白细胞数;×10 由 0.1 μL 换算为 1 μL;×20 乘稀释倍数,得 1 μL 血液中白细胞数;×10^6 由 1 μL 换算为 1 L。

(六)正常参考值

成人,(4～10)×10^9/L(4 000～10 000/μL);新生儿,(15～20)×10^9/L(15 000～20 000/μL);6 个月到 2 岁,(11～12)×10^9/L(11 000～12 000/μL)。

(七)目视计数的质量控制

稀释液和取血量必须准确。向计数池冲液前应先轻轻摇动血样 2 分钟再冲池,但不可产生气泡,否则应重新冲池。白细胞太低者(白细胞<5×10^9/L),可计数 9 个大方格中的白细胞数或计数 8 个大方格内的白细胞,然后在上面的计算公式中除以 9(或除以 8)。或取血 40 μL,将所得结果除以 2,白细胞太高者,可增加稀释倍数或适当缩小计数范围,计算方法则视实际稀释倍数和计数范围而定。计数池中的细胞分布要均匀。判定白细胞在计数池的分布是否均匀,可以采用常规考核标准(RCS)来衡量。

RCS＝(max－min)/$\sqrt{x}$×100%,max 为 4 个大方格计数值中的最高值,min 为其中的最低值,x 为 4 个大方格计数值中的平均值[即＝$\bar{x}(X_1＋X_2 X_3＋X_4)/4$],由于计数的白细胞总数不同,对 RCS 的要求也不一样,见表 3-1。

表 3-1　白细胞计数的常规考核标准(RCS)

白细胞(×10^9/L)	RCS(%)
≤4	30～20
4.1～14.9	20～15
≥15	<15

当 RCS>上述标准时,说明白细胞在计数池中明显大小不均,应重新冲池计数。

当有核红细胞增多时,应校正后再计数,校正方法如下:核准值＝100A/(100＋B)。

A 为校准前白细胞值,B 为白细胞分类计数时 100 个白细胞所能见到的有核红细胞数,当 B≥10 时,白细胞计数结果必须校正。

质量考核与质量要求:根据变异百分数(V)法可以对检验人员进行质量(准确度)考核。V=|X−T|/T×100%,T 为靶值,X 为测定值。质量得分=100−2V。V 值越大,说明试验结果的准确度越低。质量评级优 90~100 分,良 80~89 分,中 70~79 分,差 60~69 分,不及格<60 分。根据两差比值(r)法(见红细胞计数的质量控制)可以对个人技术进行(精密度)考核,若 r≥2 说明两次检查结果的差异显著。

白细胞分类计数法和质量控制。白细胞分类计数法:先用低倍镜观察全片的染色质量和细胞分布情况,注意血片的边缘和尾部是否有巨大异常细胞和微丝蚴等,然后选择血涂片体尾交界处染色良好的区域,用油镜自血膜的体尾交界处向头部方向迂回检查,线路呈"弓"字形,但不要检查血膜的边缘(大细胞偏多,没有代表性),将所见白细胞分别记录,共计数 100 或者 200 个白细胞,最后求出各种细胞所占的比值。

正常参考值:中性杆状核粒细胞为 0.01~0.05;中性分叶核粒细胞为 0.50~0.70;嗜酸性粒细胞为 0.005~0.050;嗜碱性粒细胞为 0~0.01;淋巴细胞为 0.20~0.40;单核细胞为 0.03~0.08。

二、白细胞分类计数的质量控制

一般先选血膜体尾交界处或中末 1/3 邻界处用油镜计数,移动线路呈"弓"字形,避免重复计数。

分类计数时应同时注意白细胞、红细胞、血小板的形态是否异常,以及是否有血液寄生虫。

(一)白细胞

白细胞总数超过 $20 \times 10^9/L$,应分类计数 200 个白细胞,白细胞数明显减少时($<3 \times 10^9/L$)可检查多张血片。

白细胞分类计数的质量评价如下。

1.PD 可靠性试验

将同一张血片做两次分类计数,各种白细胞计数的百分数(或小数)之差总数即为 PD 值。根据陈士竹等对 2 080 个标本的调查 PD=24%(0.24)为及格,质量得分=100−182PD(182 为失分系数,即 40÷22%≈182)。PD 评分法分级标准见表 3-2。

表 3-2　PD 评价法分级标准

级别	分值	PD(%)	意义
A	85～100	0～8	优
B	70～82	10～16	良
C	60～67	18～22	及格
D	<60	≥24	不及格

2.准确性试验

由中心实验室将同一血液标本制成多张血片并固定,一部分由中心实验室有经验的技师分类计数20次,求其均值作为靶值,另一部分发至考评者或考评单位,随常规标本一起检查,并将考核者的分类结果与靶值进行比较,计算出被考核者分类计数结果与靶值之差总和。质量评级方法同 PD 可靠性试验。质量要求:PD 可靠性和准确性试验均应在 60 分(C 级)以上。白细胞计数和白细胞分类计数的临床意义:通常白细胞总数高于 $10×10^9$/L(10 000/mm^3)称白细胞计数增多,低于 $4×10^9$/L(4 000/mm^3)称白细胞计数减少。由于外周血中白细胞的组成主要是中性粒细胞和淋巴细胞,并以中性粒细胞为主。故在大多数情况下,白细胞增多或减少与中性粒细胞的增多或减少有着密切关系。现将各种类型的白细胞增多或减少的临床意义分述如下。

(二)中性粒细胞

1.中性粒细胞增多

(1)生理性中性粒细胞增多:在生理情况下,下午较早晨为高。饱餐、情绪激动、剧烈运动、高温或严寒等均能使中性粒细胞暂时性升高。新生儿、月经期、妊娠 5 个月以上以及分娩时白细胞均可增高。生理性增多都是一过性的,通常不伴有白细胞质量的变化。

(2)病理性中性粒细胞增多:大致上可归纳为反应性增多和异常增生性增多两大类。反应性增多是机体对各种病因刺激的应激反应,是因为骨髓贮存池中的粒细胞释放或边缘池粒细胞进入血液循环所致。因此,反应性增多的粒细胞大多为成熟的分叶核粒细胞或较成熟的杆状核粒细胞。

(3)反应性中性粒细胞增多:①急性感染或炎症是引起中性粒细胞增多最常见的原因,尤其是化脓性球菌引起的局部或全身性感染;此外,某些杆菌、病毒、真菌、立克次体、螺旋体、梅毒、寄生虫等都可使白细胞总数和中性粒细胞增高;白细胞增高程度与病原体种类、感染部位、感染程度以及机体的反应性等因素有关,如局限性的轻度感染,白细胞总数可在正常范围或稍高于正常,仅可见中性粒细胞百分数增高,并伴有核左移,严重的全身性感染如发生菌血症、败血症或脓毒血症时,白细胞可明显增高,甚至可达$(20\sim30)\times10^9/L$,中性粒细胞百分数也明显增高,并伴有明显核左移和中毒性改变。②广泛组织损伤或坏死:严重外伤、手术、大面积烧伤以及血管栓塞(如心肌梗死、肺梗死)所致局部缺血性坏死等使组织严重损伤者,白细胞显著增高,以中性分叶核粒细胞增多为主。③急性溶血:因红细胞大量破坏引起组织缺氧以及红细胞的分解产物刺激骨髓贮存池中的粒细胞释放,致使白细胞增高,以中性分叶核粒细胞升高为主。④急性失血:急性大出血时,白细胞总数常在1~2小时内迅速增高,可达$(10\sim20)\times10^9/L$,其中主要是中性分叶核粒细胞;内出血者如消化道大量出血、脾破裂或输卵管妊娠破裂等,白细胞增高常较外部出血显著,同时伴有血小板增高,这可能是大出血引起缺氧和机体的应激反应,动员骨髓贮存池中的白细胞释放所致;但此时患者的红细胞数和血红蛋白量仍暂时保持正常范围,待组织液吸收回血液或经过输液补充循环血容量后,才出现红细胞和血红蛋白降低;因此,白细胞增高可作为早期诊断内出血的参考指标。⑤急性中毒:如化学药物中毒、生物毒素中毒、尿毒症、糖尿病酸中毒、内分泌疾病危象等常见白细胞增高,均以中性分叶核粒细胞增高为主。⑥恶性肿瘤:非造血系统恶性肿瘤有时可出现持续性白细胞增高,以中性分叶核粒细胞增多为主,这可能是肿瘤组织坏死的分解产物刺激骨髓中的粒细胞释放造成的;某些肿瘤如肝癌、胃癌等肿瘤细胞还可产生促粒细胞生成因子;当恶性肿瘤发生骨髓转移时可破坏骨髓对粒细胞释放的调控作用。

(4)异常增生性中性粒细胞增多:由造血组织中原始或幼稚细胞大量增生并释放至外周血中所致,是一种病理性的粒细胞,多见于以下疾病。①粒细胞性白血病:急性髓细胞性白血病(AML)的亚型中,急性粒细胞性白血病(M_1、M_2型)、急性早幼粒细胞性白血病(M_3型)、急性粒-单核细胞性白血病(M_4型)和急性红白血病(M6型)均可有病理性原始粒细胞在骨髓中大量增生,而外周血中白细胞数一般增至$(10\sim50)\times10^9/L$,超过$100\times10^9/L$者较少,其余病例白细胞数在正常范围或低于正常,甚至显著减少;慢性粒细胞性白血病中,多数病例的白细胞总数显著增高,甚至可达$(100\sim600)\times10^9/L$,早期无症状病例约在$50\times10^9/L$以下,各发育阶段的粒细胞都可见到;粒细胞占白细胞总数的90%以上,以中幼和晚幼粒细胞增多为主,原粒及早幼粒细胞不超过10%。②骨髓增殖性疾病:包括真性红细胞增多症、原发性血小板增多症和骨髓纤维化症;慢性粒细胞性白血病也可包括在此类疾病的范畴中;本组疾病是多能干细胞的病变引起,具有潜在演变为急性白血病的趋势;其特点是除了一种细胞成分明显增多外,还伴有一种或两种其他细胞的增生,白细胞总数常在$(10\sim30)\times10^9$/L之间。

2.中性粒细胞减少

白细胞总数低于4×10^9/L称为白细胞减少。当中性粒细胞绝对值低于1.5×10^9/L,称为粒细胞减少症;低于0.5×10^9/L时称为粒细胞缺乏症。引起中性粒细胞减少的病因很多,大致可归纳为以下几个方面。①感染性疾病:病毒感染是引起粒细胞减少的常见原因,如流感、麻疹、病毒性肝炎、水痘、风疹、巨细胞病毒感染等;某些细菌性感染,如伤寒沙门菌感染也是引起粒细胞数减少的常见原因,甚至可以发生粒细胞缺乏症。②血液系统疾病:如再生障碍性贫血、粒细胞减少症、粒细胞缺乏症、部分急性白血病、恶性贫血、严重缺铁性贫血等。③物理化学因素损伤:如放射线、放射性核素、某些化学物品及化学药物等均可引起粒细胞数减少,常见的引起粒细胞数减少的化学药物有退热镇痛药、抗生素(如氯霉素)、磺胺类药、抗肿瘤药、抗甲状腺药、抗糖尿病药等,必须慎用。④单核-巨噬细胞系统功能亢进:如脾功能亢进、某些恶性肿瘤、类脂质沉积病等。⑤其他:系统性红斑狼疮、某些自身免疫性疾病、过敏性休克等。

(三)嗜酸性粒细胞

1.嗜酸性粒细胞增多

(1)变态反应性疾病:如支气管哮喘、药物变态反应、荨麻疹、血管神经性水肿、血清病、异体蛋白过敏等疾病时,嗜酸性粒细胞轻度或中度增高。

(2)寄生虫病:如血吸虫、中华分支睾吸虫、肺吸虫、丝虫、包囊虫、钩虫等感染时,嗜酸性粒细胞比例增高,有时甚至可达0.10或更多,呈现嗜酸性粒细胞型类白血病反应。

(3)皮肤病:如湿疹、剥脱性皮炎、天疱疮、银屑病等疾病时嗜酸性粒细胞可轻度或中度增高。

(4)血液病:如慢性粒细胞性白血病、多发性骨髓瘤、恶性淋巴瘤。真性红细胞增多症等疾病时嗜酸性粒细胞数可明显增多。嗜酸性粒细胞白血病时,嗜酸性粒细胞数极度增多,但此病在临床上少见。

(5)其他:风湿性疾病、脑垂体前叶功能减退症、肾上腺皮质功能减退、某些恶性肿瘤、某些传染性疾病的恢复期等嗜酸性粒细胞增多。

2.嗜酸性粒细胞减少

见于长期应用肾上腺皮质激素或肾上腺皮质激素分泌增加,某些急性传染病(如伤寒)的急性期,但传染病的恢复期嗜酸性粒细胞应重新出现。如嗜酸性粒细胞数持续下降,甚至完全消失,则表明病情严重。

(四)嗜碱性粒细胞

嗜碱性粒细胞增多见于慢性粒细胞白血病、骨髓纤维化症、慢性溶血及脾切除后。嗜碱性粒细胞白血病则为极罕见的白血病类型。

(五)淋巴细胞

1.淋巴细胞增多

(1)生理性增多:新生儿初生期在外周血中大量出现中性粒细胞,到第6~9天中性粒细胞逐步下降至与淋巴细胞大致相等,以后淋巴细胞又渐增加。整个婴儿期淋巴细胞较高,可达70%。2~3岁后,淋巴细胞渐下降,中性粒细胞渐上升,至4~5岁二者相等,形成变化曲线上的两次交叉,至青春期,中性粒细胞与成人相同。

(2)病理性淋巴细胞增多:见于感染性疾病,主要为病毒感染,如麻疹、风疹、水痘、流行性腮腺炎、传染性单核细胞增多症、传染性淋巴细胞增多症、病毒性肝炎、流行性出血热等;也可见于百日咳杆菌、结核分枝杆菌、布氏杆菌、梅毒螺旋体等的感染。

(3)相对增高:再生障碍性贫血、粒细胞减少症和粒细胞缺乏时因中性粒细胞减少,故淋巴细胞比例相对增高,但淋巴细胞的绝对值并不增高。其他,如淋巴细胞性白血病、淋巴瘤、急性传染病的恢复期、组织移植后的排斥反应或移植物抗宿主病(GVHD)。

2.淋巴细胞减少

主要见于应用肾上腺皮质激素、烷化剂、抗淋巴细胞球蛋白以及接触放射线、免疫缺陷性疾病、丙种球蛋白缺乏症等。

3.异形淋巴细胞

在外周血中有时可见到一种形态变异的不典型的淋巴细胞,称为异形淋巴细胞。Downey根据细胞形态特点将其分为3型。

Ⅰ型(泡沫型):胞体较淋巴细胞稍大,呈圆形或椭圆形,部分为不规则形。核偏位,呈圆形、肾形或不规则形,核染质呈粗网状或小块状,无核仁。胞质丰富,呈深蓝色,含有大小不等的空泡。胞质呈泡沫状,无颗粒或有少数颗粒。通常此型最为多见。

Ⅱ型(不规则型):胞体较Ⅰ型大,细胞外形常不规则,似单核细胞,故也有称为单核细胞型。胞质丰富,呈淡蓝色或淡蓝灰色,可有少量嗜天青颗粒,一般无空泡。核形与Ⅰ型相似,但核染质较Ⅰ型细致,亦呈网状,核仁不明显。

Ⅲ型(幼稚型):胞体大,直径为 $15\sim18~\mu m$,呈圆形或椭圆形。胞质量多,蓝色或深蓝色,一般无颗粒,有时有少许小空泡。核圆或椭圆形,核染质呈纤细网状,可见1~2个核仁。

除上述 3 型外,有时还可见到少数呈浆细胞样或组织细胞样的异形淋巴细胞。外周血中的异形淋巴细胞大多数具有 T 淋巴细胞的特点(占 83%~96%),故认为异形淋巴细胞主要是由 T 淋巴细胞受抗原刺激转化而来,少数为 B 淋巴细胞。这种细胞在正常人外周血中偶可见到,一般不超过 2%。异形淋巴细胞增多可见于病毒感染性疾病、某些细菌性感染、螺旋体病、立克次体病、原虫感染(如疟疾)、药物过敏、输血、血液透析或体外循环术后、免疫性疾病、粒细胞缺乏症、放射治疗等。

4.单核细胞

正常儿童单核细胞较成人稍高,平均为 0.09;2 周内婴儿可达 0.15 或更多,均为生理性增多。病理性增多见于:某些感染,如疟疾、黑热病、结核病、亚急性细菌感染性心内膜炎等;血液病,如单核细胞性白血病、粒细胞缺乏症恢复期;恶性组织细胞病、淋巴瘤、骨髓增生异常综合征等;急性传染病或急性感染的恢复期。

第二节　嗜酸性粒细胞直接计数

嗜酸性粒细胞虽然可以从白细胞总数和分类计数中间接求出,但直接计数较为准确,故临床上多采用直接计数法。

一、原理

用适当稀释液将血液稀释一定倍数,同时破坏红细胞和部分其他白细胞,保留嗜酸性粒细胞,并将其颗粒着色,然后充入计数池中,计数一定体积内嗜酸性粒细胞数,即可求得每升血液中嗜酸性粒细胞数。

二、试剂

嗜酸性粒细胞稀释液有多种,现介绍常用的两种。①乙醇-伊红稀释液20 g/L:

伊红10.1 mL,碳酸钾 1.0 g,90%乙醇 30.0 mL,甘油 10.0 mL,柠檬酸钠 0.5 g,蒸馏水加至 100.0 mL;本稀释液中乙醇为嗜酸性粒细胞保护剂,甘油可防止乙醇挥发,碳酸钾可促进红细胞和中性粒细胞破坏,并增加嗜酸性粒细胞着色,柠檬酸钠可防止血液凝固,伊红为染液,可将嗜酸性颗粒染成红色;本试剂对红细胞和其他白细胞的溶解作用较强,即使有少数未被溶解的白细胞也被稀释成灰白色半透明状,视野清晰,与嗜酸性粒细胞有明显区别;嗜酸性粒细胞颗粒呈鲜明橙色,在此稀释液内 2 小时不被破坏;该试剂可保存半年以上,缺点是含 10%甘油,液体比较黏稠,细胞不易混匀,因此计数前必须充分摇荡。②伊红丙酮稀释液 20 g/L:伊红 5 mL,丙酮 5 mL,蒸馏水加至 100 mL;本稀释液中伊红为酸性染料,丙酮为嗜酸性粒细胞保护剂;该稀释液新鲜配制效果好,每周配 1 次。

三、操作

取小试管 1 支,加稀释液 0.36 mL。取血 40 μL,轻轻吹入上述试管底部,摇匀,放置 15 分钟,然后再摇匀。取少量混悬液滴入两个计数池内,静置 5 分钟,待嗜酸性粒细胞完全下沉后计数。低倍镜下计数 2 个计数池中所有的 18 个大方格中的嗜酸性粒细胞数,用下式求得每升血液中的嗜酸性粒细胞数。

四、计算

嗜酸性粒细胞数/L＝[18 个大方格中嗜酸性粒细胞数/18]×10×10×10^6＝18 个大方格中嗜酸性粒细胞数×5.6×10^6。第一个×10 表示血液稀释10 倍,第二个×10 表示计数板深0.1 cm,换算成 1 mm,×10^6 表示由每 μL 换算成每升。

五、注意事项

凡造成白细胞计数误差的因素在嗜酸性粒细胞计数时均应注意。如用伊红丙酮稀释液,标本应立即计数(<30 分钟),否则嗜酸性粒细胞渐被破坏,使结果偏低。血细胞稀释液在混匀过程中,不宜过分振摇,以免嗜酸性粒细胞破碎。若用甘油丙酮之类稀释液,稠度较大,不易混匀,须适当延长混匀时间。注意识别残留的中性粒细胞。若嗜酸性粒细胞破坏,可适当增加乙醇、丙酮剂量;反之,中性粒细胞破坏不全时,可适当减少剂量。住院患者嗜酸性粒细胞计数,应固定时间,以免受日间生理变化的影响。

六、正常参考值

国外报道为(0.04～0.44)×10^9/L,国内天津地区调查健康成人嗜酸性粒细胞数为(0～0.68)×10^9/L,平均为 0.219×10^9/L。

七、临床意义

(一)生理变异

一天之内嗜酸性粒细胞波动较大,上午 10 点到中午最低,午夜至凌晨 4 点最高。在劳动、寒冷、饥饿、精神等因素刺激下,由于交感神经兴奋,促肾上腺皮质激素(ACTH)分泌增多,可阻止骨髓内嗜酸性粒细胞释放,并使其向组织浸润,从而使外周血中嗜酸性粒细胞计数减少。

(二)观察急性传染病的预后

肾上腺皮质激素有促进机体抗感染的能力。急性传染病时,肾上腺皮质激素分泌增加,嗜酸性粒细胞减少,恢复期嗜酸性粒细胞又逐渐增加。若嗜酸性粒细胞持续下降,甚至完全消失,说明病情严重;反之,嗜酸性粒细胞重新出现,则为恢复期的表现。如果临床症状严重,而嗜酸性粒细胞不减少,说明肾上腺皮质功能衰竭。

(三)观察手术和烧伤患者的预后

手术后 4 小时嗜酸性粒细胞显著减少,甚至消失,24～48 小时后逐渐增多,增多速度与病情的变化基本一致。大面积烧伤患者,数小时后嗜酸性粒细胞下降至零,且维持时间较长。若手术或大面积烧伤后,患者嗜酸性粒细胞不下降或持续下降,说明预后不良。

第三节 白细胞形态学检验

一、检测原理

血涂片经染色后,在普通光学显微镜下作白细胞形态学观察和分析。常用的染色方法有瑞氏染色法、吉姆萨染色法、迈格吉染色法、詹纳染色法、李斯曼染色法等。

二、方法学评价

(一)显微镜分析法

对血液细胞形态的识别,特别是异常形态,推荐采用人工方法。

(二)血液分析仪法

不能直接提供血细胞质量(形态)改变的确切信息,需进一步用显微镜分析法进行核实。

三、临床意义

(一)正常白细胞形态

瑞氏染色正常白细胞的细胞大小、核和质的特征见表3-3。

表 3-3　外周血 5 种白细胞形态特征

细胞类型	大小(μm)	外形	细胞核		细胞质	
			核形	染色质	着色	颗粒
中性杆状核粒细胞	10～15	圆形	弯曲呈腊肠样,两端钝圆	深紫红色,粗糙	淡橘红色	量多,细小,均匀布满胞质,浅紫红色
中性分叶核粒细胞	10～15	圆形	分为 2～5 叶,以 3 叶为多	深紫红色,粗糙	淡橘红色	量多,细小,均匀布满胞质,浅紫红色
嗜酸性粒细胞	11～16	圆形	分为 2 叶,呈眼镜样	深紫红色,粗糙	淡橘红色	量多,粗大,圆而均匀,充满胞质,鲜橘红色
嗜碱性粒细胞	10～12	圆形	核结构不清,分叶不明显	粗而不均	淡橘红色	量少,大小和分布不均,常覆盖核上,蓝黑色
淋巴细胞	6～15	圆形或椭圆形	圆形或椭圆形,着边	深紫红色,粗块状	透明淡蓝色	小淋巴细胞一般无颗粒,大淋巴细胞可有少量粗大不均匀、深紫红色颗粒
单核细胞	10～20	圆形或不规则形	不规则形,肾形,马蹄形,或扭曲折叠	淡紫红色,细致疏松呈网状	淡灰蓝色	量多,细小,灰尘样紫红色颗粒弥散分布于胞质中

(二)异常白细胞形态

1.中性粒细胞

(1)毒性变化:在严重传染病、化脓性感染、中毒、恶性肿瘤、大面积烧伤等情况下,中性粒细胞有下列形态改变:大小不均(中性粒细胞大小相差悬殊)、中毒颗粒(比正常中性颗粒粗大、大小不等、分布不均匀、染色较深,呈黑色或紫黑色)、空泡(单个或多个,大小不等)、Döhle 体(是中性粒细胞胞质因毒性变而保留的嗜碱性区域,呈圆形、梨形或云雾状,界限不清,染成灰蓝色,直径为 1～2 μm,亦可见于单核细胞)、退行性变(胞体肿大、结构模糊、边缘不清晰、核固缩、核肿胀、核溶解等)。上述变化反映细胞损伤的程度,可以单独出现,也可同时出现。

毒性指数:计算中毒颗粒所占中性粒细胞(100 个或 200 个)的百分率。1 为极度,0.75 为重度,0.5 为中度,<0.25 为轻度。

(2)巨多分叶核中性粒细胞:细胞体积较大,直径为 16～25 μm,核分叶常在 5 叶以上,甚至在 10 叶以上,核染色质疏松。见于巨幼细胞贫血、抗代谢药物治疗后。

(3)棒状小体(Auer 小体):细胞质中出现呈紫红色细杆状物质,长为 1～6 μm,一条或数条,见于急性白血病,尤其是颗粒增多型早幼粒细胞白血病(M3 型),可见数条到数十条呈束棒状小体。急性单核细胞白血病可见一条细长的棒状小体,而急性淋巴细胞白血病则不出现棒状小体。

(4)Pelger-Hüet 畸形:细胞核为杆状或分 2 叶,呈肾形或哑铃形,染色质聚集成块或条索网状。为常染色体显性遗传性异常,也可继发于某些严重感染、白血病、骨髓增生异常综合征、肿瘤转移、某些药物(如秋水仙胺、磺胺二甲基异噁唑)治疗后。

(5)Chediak-Higashi 畸形:细胞质内含有数个至数十个包涵体,直径为 2～5 μm,呈紫蓝、紫红色。见于 Chediak-Higashi 综合征,为常染色体隐性遗传。

(6)Alder-Reilly 畸形:细胞质内含有巨大的、深染的、嗜天青颗粒,染深紫色。见于脂肪软骨营养不良、遗传性黏多糖代谢障碍。为常染色体隐性遗传。

(7)May-Hegglin 畸形:细胞质内含有淡蓝色包涵体。为常染色体显性遗传。

2.淋巴细胞

(1)异型淋巴细胞:在淋巴细胞性白血病、病毒感染(如传染性单核细胞增多症、病毒性肺炎、病毒性肝炎、传染性淋巴细胞增多症、流行性腮腺炎、水痘、巨细胞病毒感染)、百日咳、布鲁菌病、梅毒、弓形虫感染、药物反应等情况下,淋巴细胞增生,出现某些形态学变化,称为异型淋巴细胞。分为 3 型。

Ⅰ型(空泡型,浆细胞型):胞体比正常淋巴细胞稍大,多为圆形、椭圆形、不规则形。核圆形、肾形、分叶状,常偏位。染色质粗糙,呈粗网状或小块状,排列不规则。胞质丰富,染深蓝色,含空泡或呈泡沫状。

Ⅱ型(不规则型,单核细胞型):胞体较大,外形常不规则,可有多个伪足。核形状及结构与Ⅰ型相同或更不规则,染色质较粗糙致密。胞质丰富,染淡蓝或灰蓝色,有透明感,边缘处着色较深,一般无空泡,可有少数嗜天青颗粒。

Ⅲ型(幼稚型):胞体较大,核圆形、卵圆形。染色质细致呈网状排列,可见1~2个核仁。胞质深蓝色,可有少数空泡。

(2)放射线损伤后淋巴细胞形态变化:淋巴细胞受电离辐射后出现形态学改变,核固缩、核破碎、双核、卫星核淋巴细胞(胞质中主核旁出现小核)。

(3)淋巴细胞性白血病时形态学变化:在急、慢性淋巴细胞白血病,出现各阶段原幼细胞,并有形态学变化。

3.浆细胞

正常浆细胞直径为8~9 μm,胞核圆、偏位,染色质粗块状,呈车轮状或龟背状排列;胞质灰蓝色、紫浆色,有泡沫状空泡,无颗粒。如外周血出现浆细胞,见于传染性单核细胞增多症、流行性出血热、弓形体病、梅毒、结核病等。异常形态浆细胞有以下3种。

(1)Mott 细胞:浆细胞内充满大小不等、直径为2~3 μm 蓝紫色球体,呈桑葚样。见于反应性浆细胞增多症、疟疾、黑热病、多发性骨髓瘤。

(2)火焰状浆细胞:浆细胞体积大,胞质红染,边缘呈火焰状。见于 IgA 型骨髓瘤。

(3)Russell 小体:浆细胞内有数目不等、大小不一、直径为2~3 μm 红色小圆球。见于多发性骨髓瘤、伤寒、疟疾、黑热病等。

第四章

凝血检验

第一节　D-二聚体检验

D-二聚体是反映机体高凝状态和继发性纤溶的标志物,在血栓性疾病的早期排除性诊断、弥散性血管内凝血(disseminated intravascular coagulation,DIC)的诊断与监测、溶栓治疗监测与疗效评价、恶性肿瘤等疾病的预后判断等方面具有重要的临床价值。

在凝血级联反应过程的后期,可溶性纤维蛋白多聚体经凝血因子ⅩⅢa交联后形成不溶性纤维蛋白凝块,进而触发纤维蛋白溶解过程,产生一系列降解片段,其中D-二聚体是交联纤维蛋白的特异性降解产物。1975年Gaffney等首先提出D-二聚体可作为凝血活化和纤维蛋白降解的标志物;1983年Rylatt等利用单克隆抗体测定D-二聚体,随后乳胶凝集法定性检测开始应用于临床;20世纪90年代,敏感度更高的乳胶增强免疫分析技术和酶联免疫吸附试验(enzyme linked immunosorbent assay,ELISA)在诊断中的优势逐渐显现并最终成为目前被临床接受的主流检测方法。作为静脉血栓栓塞症(venous thrombo-embolism,VTE)排除诊断的重要依据,血浆D-二聚体检测与临床风险评估、静脉加压超声和全下肢超声检查共同构成了深静脉血栓的标准诊断流程,广泛应用于国内外临床实践中。此外,由于血浆D-二聚体水平与凝血活化的规模、血栓数量和纤维蛋白负荷密切相关,因此对该指标的动态监测,有助于评估血栓风险人群高凝状态变化趋势、判断血栓再发生风险及监测抗凝溶栓治疗的效果。

一、检测指征

VTE 的排除诊断；动、静脉血栓和微血栓风险的动态监测；抗凝治疗和溶栓疗效监测；DIC 的实验室诊断。

二、试验方法与原理

(一)酶联免疫吸附试验

包被于固相载体的抗 D-二聚体单克隆抗体与待检血浆中的 D-二聚体结合，加入酶标抗体后形成夹心复合物，复合物中的标记酶与其特异性底物发生作用，颜色深浅与标本中 D-二聚体浓度呈正比。

(二)酶联免疫荧光试验(enzyme-linked fluorescent assay, ELFA)

采用酶联免疫分析夹心两步法和最后的荧光检测相结合的分析方法测定纤维蛋白降解产物(fibrin degradation product, FbDP)。利用包被抗 FbDP 单克隆抗体的固相管将样品吸出，抗原与包被在固相管上的抗 FbDP 抗体结合为复合物，随后将此复合物加入有碱性磷酸酶标记的抗 FbDP 单克隆抗体共轭物的微孔中进一步反应，形成"夹心"结构。底物(磷酸 4-甲基伞形烷)循环进出 SPR。共轭物酶催化水解底物为荧光产物(4-甲基伞形酮)，在 450 nm 处测量其荧光强度。荧光强度与标本中抗原的浓度成正比。

(三)微粒凝集定量检测法

D-二聚体乳胶试剂是包被着特异性抗 D-二聚体单克隆抗体的聚苯乙烯乳胶微粒，微粒体积均匀，处于悬浮状态。血浆、乳胶试剂和缓冲液混合后，包被抗体的乳胶微粒发生聚集，聚集程度与标本中 D-二聚体浓度呈正比。在 405 nm 波长处进行比浊测定。

(四)微粒凝集定性检测法

用抗 D-二聚体特异性抗体包被的乳胶微粒与血浆混合，包被抗体的乳胶微粒与 D-二聚体形成肉眼可见的凝集物。

(五)胶体金法

基于固相载体夹心免疫分析方法。将血浆标本加入检测卡微孔内，血浆中 D-二聚体分子与包被在薄膜中的 D-二聚体特异性单克隆抗体结合。加入 D-二聚体单克隆抗体与胶体金的偶联液，膜中 D-二聚体与偶联液中的金标 D-二聚体单克隆抗体形成夹心式反应，剩余偶联液用洗涤液冲走。标本中存在0.1 mg/L以上

的 D-二聚体时,检测膜显色,颜色深浅与标本中 D-二聚体浓度成正比。

(六)化学发光法

采用两步法免疫测定,使用磁性微粒作为固相和化学发光检测系统来定量测定枸橼酸盐抗凝血浆中的 D-二聚体。首先,标本、包被磁性微粒的抗 D-二聚体抗体、反应缓冲液相互混合,标本中存在的 D-二聚体片段可与包被磁性微粒的抗 D-二聚体抗体结合,然后进行磁性微粒分离和洗涤,再加入异氨基苯二酰肼标记的抗 XDP 抗体。第二步,进行孵育,然后进行新的磁性分离和洗涤后,加入两个触发剂并引发化学发光反应,光学系统会检测光能量,光能量与标本中的 D-二聚体浓度呈正比。

三、临床意义

(一)VTE 的排除诊断

VTE 的排除诊断需要结合临床可能性(Wells 评分或 Geneva 评分),依据具有 VTE 排除诊断功能的 D-二聚体试剂的检测结果进行判断。

(1)初发下肢深静脉血栓(deep venous thrombosis,DVT)低度和中度临床可能性的患者,推荐首先进行 D-二聚体检测。如为阳性,可进行近端静脉加压超声检查(compression venous ultrasonography,CUS);如为阴性,不推荐继续进一步检查。

(2)近端 CUS 首次检查结果为阴性的中度临床可疑 DVT 患者,推荐 1 周内复查 CUS 和/或进行 D-二聚体检查。

(3)不推荐 D-二聚体用于临床高度怀疑 DVT 患者的排除诊断。如临床高度可疑患者首次近端 CUS 检查为阴性,推荐立即进行 D-二聚体检测,阳性患者进行全下肢超声检查。

(4)对于怀疑复发性下肢 DVT 患者,首先推荐进行 D-二聚体或近端 CUS 检查以评估情况。如为阴性,不推荐进一步检查。

(5)在没有合并高血压和中风的患者群中,血浆 D-二聚体测定联合临床可能性评估可以排除约 30% 的疑似 PE 的急诊患者。但在临床高度怀疑 PE 的急诊患者中,D-二聚体由于阴性预测值较低而不推荐首先使用。

(二)血栓后综合征预测

D-二聚体水平增高与血栓后综合征(post thrombotic syndrome,PTS)关系密切。接受抗凝治疗的 VTE 患者停用口服抗凝药后,血浆 D-二聚体水平的增高提示 VTE 再发生的风险显著增加,而且上调医学决定水平可提高 D-二聚体对 VTE 风险的预测性能。

(三)高凝状态与静脉血栓风险

外科手术、创伤、慢性心力衰竭、恶性肿瘤、脓毒症、肾脏疾病、2 型糖尿病、口服避孕药、遗传性抗凝系统缺陷、妊娠晚期和病理妊娠等均可导致高凝状态、附血管壁或血浆中游离纤维蛋白的形成。血浆 D-二聚体水平增高程度与纤维蛋白栓子大小、栓子数量和凝血系统活化动员的规模密切相关。

有充分的证据显示,男性 VTE 患者抗凝治疗后,血栓复发的风险是女性的 1.75 倍,D-二聚体阳性的患者 VTE 复发风险是阴性患者的 2 倍,同时具备男性和 D-二聚体增高这两种因素的患者风险更高。女性 VTE 患者治疗后 D-二聚体检查呈阴性时,近端 DVT 或 PE 风险较低,因此可作为确定是否延长抗凝治疗的重要依据。存在争议的是,治疗后 D-二聚体检查呈阴性的男性患者,近端 DVT 或 PE 复发风险并未显著降低,D-二聚体水平变化对男性患者治疗方案的选择并不能产生明显影响。

(四)动脉血栓

动脉粥样硬化疾病患者血浆 D-二聚体增高与急性心肌梗死和缺血性卒中风险显著相关。周围动脉闭塞患者出现高水平 D-二聚体时,提示短期内(90 天内)心血管不良事件风险增加。急性冠脉综合征发生后,血浆 D-二聚体水平可迅速增高,其中 ST 段抬高型心肌梗死患者最为显著,而且 D-二聚体持续处于高水平常提示预后不良。此外,在心、脑血管事件发生后,血浆 D-二聚体水平与 t-PA 抗原含量呈负相关,华法林抗凝治疗有效时,可以降低血浆 D-二聚体的水平。

(五)DIC

D-二聚体水平是反映 DIC 时继发性纤溶亢进的敏感指标,恶性实体肿瘤、白血病、脓毒症、创伤、子痫前期和大面积烧伤等均可导致 DIC 发生。由于凝血系统显著活化和继发性纤溶功能亢进,D-二聚体水平可持续性增高,并与病情发展和严重程度密切相关,其敏感性和特异性高于血小板计数、纤维蛋白原和 FDP 等筛选试验,因此已成为 DIC 实验室诊断的重要指标。

(六)鉴别纤溶亢进类型

原发性纤溶亢进时由于纤溶酶降解纤维蛋白原,引起 FDP 增高,一般不会引起 D-二聚体水平的增高,因此 D-二聚体与 FDP 联合使用,可鉴别原发性和继发性纤溶亢进。

(七)溶栓治疗的实验室监测

溶栓治疗时,纤维蛋白降解速度及规模均显著增加,血浆 D-二聚体水平通常在溶栓治疗48小时后升高2倍以上,治疗失败者无明显增高现象。

(八)陈旧性血栓

无论血栓负荷大小,血管内如无新形成的纤维蛋白,血浆 D-二聚体水平不会发生明显变化。

四、结果分析及影响因素

(1)急性静脉血栓形成时发生凝血和纤溶系统活化,血浆 D-二聚体水平显著增高,由于该试验具有很高的阴性预测值,因此,可以帮助临床排除不典型的急性 VTE。另一方面,纤维蛋白可在多种病理情况下大量生成,如癌症、感染、出血、创伤、外科术后和坏疽等,导致患者血浆 D-二聚体的阳性预测值降低。在此类患者群中,D-二聚体的排除诊断效果降低,需要调整医学决定水平以改善诊断的敏感性和特异性。

(2)建议针对不同患者群和诊断目的(排除诊断或风险评估)制订相应的医学决定水平。除 D-二聚体排除诊断 VTE 的医学决定水平与其参考区间基本重叠外,D-二聚体针对不同临床目的和人群可有多个医学决定水平,大多数情况下,这些医学决定水平显著高于参考区间。实验室特别要提示临床医师参考区间与医学决定水平之间的概念差异。

(3)引起血浆 D-二聚体水平增高的纤维蛋白类型包括血管内形成较大的血栓栓子、较小的附血管壁纤维蛋白凝块和游离于血浆中的纤维蛋白网状结构。除病理因素外,一过性应激反应、焦虑症和某些药物可能会促进血管内纤维蛋白形成。

(4)D-二聚体的半寿期为6～8小时,每24小时清除速率为6％。

(5)不同 D-二聚体测定方法间尚未实现标准化,检测数据不具可比性。如需对患者进行连续监测,建议采用来自同一实验室及相同检测系统的数据。

第二节　血小板检验

血小板由骨髓巨核细胞膜延伸而裂解生成并释放入血,健康成人以每天

$40 \times 10^9/L$ 的速度更新,寿命为 $7 \sim 11$ 天,浓度水平为 $(125 \sim 350) \times 10^9/L$。血小板主要参与人体止血、炎症和免疫反应等多种生理病理过程,其生成受到血小板生成素、生长因子、炎性因子等因素调控,衰老的血小板主要在脾和肝脏网状内皮系统被破坏。在一期止血过程中,血小板通过其表面糖蛋白 I b/IX/V(GP I b/IX/V)复合物与血管性血友病因子(von Willebrand factor,vWF)结合,介导高剪切力下血小板黏附到受损的血管内皮下结构;而 GP II b/III a 则通过与纤维蛋白原或 vWF 结合实现血小板聚集,同时血小板还通过脱颗粒释放胞内促凝物质放大活化效应。血小板质量和数量的异常均可导致出血性或血栓性疾病,因此,血小板数量和功能的检测对临床出血性疾病诊断及评估临床抗血小板治疗的效果具有重要的临床价值。然而,由于血小板相关检测复杂且费时费力,到目前为止仍没有统一的检测标准及结果解释。

血小板计数减少是临床常见的出血性疾病的病因,根据减少的机制可分为血小板生成不足和血小板破坏增加两类。血小板计数是目前最常采用且最简单的检测方法,主要采用自动化血细胞计数仪,对于难以解释的血小板计数减少症患者应采用显微镜直接计数法,并进行外周血涂片观察血小板形态及大小,以排除操作不当或先天性血小板病引起的血小板计数减少。为明确血小板计数减少的病因,通过骨髓检查明确血小板生成减少性疾病及排除血小板破坏增加性疾病;网织血小板比例测定可辅助诊断血小板破坏增加引起的血小板计数减少;血小板相关抗体及血小板特异性抗体的检测对免疫性血小板计数减少症的诊断有重要的辅助价值。

出血时间(Duke 法)是最早采用的评价血小板功能的方法。该法简单易行,但试验结果易受到操作者主观影响及受试者状况的影响且具有创伤性,已不推荐使用。目前在临床及研究领域中应用最多的检测方法是 20 世纪 60 年代起开始的比浊法检测血小板聚集功能,是血小板聚集功能分析的金标准,但由于耗时、技术要求较高等缺点,限制了其在临床的广泛应用,主要在经验丰富的实验室开展。20 世纪 80 年代发展的全血检测血小板功能法(电阻抗法)能简单且快速地用于血小板功能筛查,但并没有被广泛应用。采用全血检测的 PFA-100 能模拟人体内的高剪切力状态并具有需血量小等优点,在血小板功能的筛查方面已得到了认可。流式细胞仪用于检测血小板膜糖蛋白质量缺陷具有无可比拟的优势。血小板释放功能检测最常用的指标是三磷酸腺苷(adenosine triphosphate,ATP),亦可采用酶标法检测血小板内其他内容物。

一、血小板计数

血小板计数(platelet count,Plt)是指计量单位体积血液中血小板的数量。正常情况下,循环血液中血小板的数量相对稳定。但在某些生理或病理情况下,血小板计数可增多或减少,因此,血小板计数是反映血小板生成与消耗(破坏)之间平衡的试验。由于血小板体积小,容易发生黏附、聚集和变性破坏,常对计数的准确性产生影响,目前血小板计数的主要方法包括血细胞分析仪法和目视显微镜计数法。

(一)试验方法

血细胞分析仪可直接检测血小板数目并提供血小板直方图来反应血小板体积大小的分布情况。仪器法检测血小板数目具有高精密度的优势,但不能完全将血小板与其他体积类似的物质(如细胞碎片或杂质)区别开来,尤其是血小板直方图异常时仍需采用显微镜计数加以校正,因此,显微镜计数(特别是相差显微镜)仍然是公认的参考方法。

(二)参考区间

仪器法中国汉族人群成人血小板计数的参考区间为$(125\sim350)\times10^9/L$。由于 Plt 结果受到地域、人群、年龄、标本类型和检测方法等方面因素的影响。各实验室引用参考区间时应进行验证,必要时建立本实验室的参考区间。

(三)临床意义

1.生理变异

健康人的血小板数量比较稳定,在一天之间没有大的波动,亦无性别与年龄的明显差别。应激状态下,血小板数量可短暂增高。

2.血小板计数减少

常见于血小板破坏过多,如免疫性血小板计数减少症(immune thrombocytepenia,ITP)、脾功能亢进及体外循环等;血小板消耗过多如 DIC、血栓性血小板计数减少性紫癜、溶血性尿毒症综合征、败血症及粟粒性结核等;血小板生成障碍,如白血病、再生障碍性贫血、溶血性贫血、骨髓增生异常综合征、骨髓纤维化等;亦可见于遗传性血小板计数减少症,如湿疹血小板计数减少伴免疫缺陷综合征(Wiskott-Aldich syndrome,WAS)、MYH9 相关性血小板计数减少症、灰色血小板综合征、巨血小板综合征、地中海血小板计数减少症、植物固醇血症及先天性无巨核细胞血小板计数减少症等。

3.血小板计数显著增多

主要见于骨髓增殖能力增强,如原发性血小板增多症、真性红细胞增多症、慢性粒细胞白血病及肿瘤骨髓转移(有溶骨性变化时)等。在脾切除术后,血小板计数也能呈现一过性增多。反应性血小板增多症,常见于急慢性炎症、缺铁性贫血、癌症、缺氧及创伤后,尤其是儿童急性感染后常见。原发病经治疗情况改善后,血小板数量会很快下降至正常水平。

(四)结果分析及影响因素

1.采血方面的影响

必须一针见血,标本采集后与抗凝剂迅速混匀。外周血采集时针刺深度至少 2 mm,使血液自然流出,不要过度挤压。

2.放置时间的影响

静脉血在放置 24 小时后,血小板多发生黏附聚集并形成较大聚集团块,可造成血细胞分析仪计数误差,数量假性降低,因此,应尽量缩短运输和储存的时间。

3.血小板形态异常

血小板体积过大或过小均会影响检测结果。形态异常可使血小板直方图有不规则峰型出现,体积分布低而宽,部分图形尾巴上翘,此时应采用显微镜直接计数法检测。

4.EDTA诱导的血小板计数减少现象

乙二胺四乙酸(EDTA)可使一些血标本中的血小板发生聚集,造成"假性血小板计数减少"现象,可采用血涂片观察并使用其他抗凝剂(枸橼酸钠)进行鉴别。

5.其他干扰因素

某些溶血性疾病发生血管内溶血,血液标本中出现红细胞碎片。这些碎片易被血细胞分析仪误识别为血小板。慢性粒细胞性白血病经过治疗后,血液中出现大量白细胞碎片,可干扰血小板计数。严重缺铁性贫血患者,如血小板平均体积(meam platelet volume,MPV)<60 fL 时,一些完整的小型红细胞体积可<30 fL,也会影响血小板计数的准确性。

二、网织血小板检测

网织血小板(reticulated platelets,RP)是从骨髓中释放入血的新生血小板,与成熟血小板相比,网织血小板体积更大,RNA 含量多,蛋白质合成能力强。随着血小板的成熟,胞质内 mRNA 逐渐消失,体积逐渐变小。网织血小板计数可以比较精确地反映骨髓内血小板生成情况。目前主要通过流式细胞仪和血细胞分析仪两种方法进行测定。

(一)试验原理与方法

网织血小板中含有丰富的 RNA,荧光染料噻唑橙(thiazole orange,TO)具有透过活细胞膜特异性结合 DNA/RNA 的特性,当其与 DNA 或 RNA 结合后,发射荧光的能力可增大 3 000 倍。采用荧光标记的血小板膜糖蛋白单克隆抗体标记血小板,通过流式细胞仪检测 TO 阳性血小板的百分率和荧光强度。荧光强度可反映血小板内部的 RNA 含量,即网织血小板成熟情况。

全自动血细胞分析仪检测网织血小板是在流式分析的基础上,通过设门构建网织红细胞和网织血小板的检测通道,并利用分析软件对网织血小板进行识别和计量,从而得到网织血小板的比例和绝对值,并在散点图上标以不同颜色以便区分。

(二)参考区间

采用血细胞全自动分析仪 Sysmex XE-2100 建立的网织血小板计数的参考区间如下。①网织血小板百分比:男性为 $1.07\%\sim6.90\%$,女性为 $0.58\%\sim6.00\%$;②网织血小板绝对值:男性为 $(2.60\sim13.00)\times10^9/L$,女性为 $(1.55\sim11.85)\times10^9/L$。不同检测系统间存在差异,建议每个实验室制订自己的健康人参考区间或对制造商提供的参考区间进行充分验证。采用流式细胞术检测,因影响因素较多,每个实验室需建立各自的参考区间。

(三)临床意义

网织血小板计数增高见于免疫性血小板计数减少症、血栓性血小板计数减少性紫癜和溶血性尿毒症综合征等血小板破坏与消耗增加类的疾病;网织血小板计数降低见于再生障碍性贫血、骨髓增生异常综合征和白血病等血小板生成减少类疾病。

1.鉴别血小板计数减少症

在血小板破坏增多或生成不足所致的疾病中,网织血小板的比例会有显著变化,并可与其他血小板生成不足性疾病(如脾功能亢进等)相鉴别。研究发现,ITP 患者血小板破坏增加,骨髓生成血小板加快,外周血中新生血小板增多,使网织血小板比例升高,而在有些患者中可高达$50\%\sim60\%$,在临床上可作为 ITP 诊断的重要指标。脾功能亢进虽有血小板计数减少,但网织血小板比例接近正常。

2.反映骨髓抑制后血小板生成能力的恢复

再生障碍性贫血、白血病及肿瘤浸润等患者由于骨髓增殖受抑,血小板总数减少,而网织血小板比例基本正常。化疗后,在血小板计数上升前 4～5 天,网织血小板比例即开始明显增高。因此,网织血小板比血小板计数能更敏感地反映血小板再生情况。

3.原发性血小板增多症(primary thrombocytosis,PT)

PT 未并发血栓形成时,网织血小板比例与健康人水平相当;PT 并发血栓形成时,网织血小板比例显著高于健康人,可能是与网织血小板对凝血酶原受体激动肽等多种活化诱导剂的刺激有较强反应性有关。

(四)结果分析及影响因素

标本放置时间不宜过长,应尽量使用新鲜标本进行检测。利用流式细胞仪进行检测时,在孵育过程中,网织血小板随 TO 浓度的增加和/或孵育时间的增加呈非饱和性增加,其原因可能与 TO 的亲脂性有关,各个实验室应该建立自己的标准操作流程及参考区间,以达到对临床的辅助诊断目的。

三、血小板形态学检查

(一)试验原理与方法

血小板的形态与功能密切相关,通过血小板形态检查,有助于对疾病进行鉴别及发病机制的研究。血液分析仪作为一种筛查手段,当细胞的数量、比例、分布参数或直方图等发生异常或为临床疑似血液系统疾病时,有必要进行血涂片检查。在某些病理情况下,分析软件不能拟合血小板分布状态时,亦须通过血涂片和人工显微镜血小板计数以明确诊断。

正常血小板体积小,呈圆、椭圆或不规则形,直径为 1.5～3.0 μm,胞质呈灰蓝或粉红色,内含较多紫红色颗粒,中心有颗粒区,周围透明的胞质称透明区,无细胞核。血小板可散在,亦可呈聚集状态,聚集的血小板数量不等。在血涂片中血小板由于被激活,使颗粒易集中在胞体中央并可见伪足伸出,活化的血小板则呈不规则形,表面有大量星芒状突起,彼此间常发生黏附和聚集。

(二)临床意义

1.大小的变化

病理情况下,血小板可出现明显体积变化,大血小板直径可 >3.3 μm,主要见于 MYH9 相关性血小板计数减少症、灰色血小板综合征、巨血小板综合征、地中海血小板计数减少症、植物固醇血症。在ITP、慢性粒细胞白血病及某些反应性骨髓增生旺盛的疾病可偶见畸形且偏大的血小板。小血小板常见于Wiskott-Aldich综合征。

2.形态的变化

正常人外周血中的血小板多为成熟型,也可见少量形态不规则或畸形血小板,但所占比值一般较低。当骨髓巨核细胞增生旺盛时,尤其是重症ITP或慢性粒细胞白血病时,可以见到大量蓝色的、巨大的血小板。巨血小板综合征患者的血小板计数常轻度减少,伴巨大血小板,直径可达 $8\ \mu m$,其嗜天青颗粒集中在血小板中央,形成假核状或淋巴细胞样,为本病的形态学特征。急性ITP患者血小板形态大致正常,慢性患者可见异形、巨大血小板等改变。血栓性血小板计数减少性紫癜患者血小板计数减少,亦可见大血小板,并可见较多的红细胞碎片,呈盔形、新月形、小球形等。植物固醇血症患者血小板计数常轻度减少,同时伴偏大至巨大血小板,血小板内容物被周边一圈空泡包围,且口型及靶型红细胞也多见。灰色血小板综合征患者可见血小板内颗粒缺乏、呈苍白状。

3.血小板分布情况

功能正常的血小板在外周血涂片上可聚集成小团或成簇。原发性血小板增多症,血小板聚集成团甚至占满整个油镜视野,其中可见小型、大型、巨型及畸形血小板,偶见巨核细胞碎片。再生障碍性贫血时,涂片中血小板明显减少。EDTA诱导的血小板计数减少可见EDTA抗凝静脉血涂片中血小板聚集成团,而指尖血涂片血小板分布正常。血小板无力症患者血涂片中的血小板形态与数量未见异常,但血小板散在分布,几乎见不到聚集的血小板。

四、血小板功能检测

体外血小板功能检测包括血小板黏附功能、血小板聚集功能、血小板释放功能试验等。在抗凝血标本中加入血小板聚集诱导剂,如胶原、二磷酸腺苷(ADP)等,模拟体内环境以间接判断体内血小板功能状态。由于试验结果受到取血、操作、设备、试剂等多种因素影响,各项血小板功能试验结果在室内和室间均存在较大差异,国内尚未建立完善的标准操作规范。因而在解释试验结果时需注意排除相关干扰因素,各实验室需建立自己的操作流程和参考区间。多种整体反应血小板功能状态的试验方法已逐步应用于临床,在出血性疾病筛查和抗血小板治疗监测中得到推广。

(一)血小板聚集试验

血小板聚集试验是被广泛应用的血小板功能检测方法,有比浊法、阻抗法

（全血法）、光散射法等，目前仍以比浊法最常用。血小板聚集诱导剂主要包括ADP、胶原、花生四烯酸（arachidonic acid，AA）和瑞斯托霉素（ristocetin，R）等。虽然比浊法简便易行且应用更广泛，但易受患者采血前状态、血液采集过程、富血小板血浆（platelet rich plasma，PRP）制备过程、检测和分析过程等多种因素的影响，至今仍未标准化。2013年，国际血栓与止血学会公布了比浊法检测血小板聚集功能操作指南。

1.试验原理与方法

（1）试验原理：PRP在连续搅拌条件下，加入血小板聚集诱导剂，诱导剂与血小板膜上相应的受体结合，使血小板活化并导致血小板发生聚集，PRP悬液的浊度降低、透光度增加。光电系统将光浊度的变化转换为电讯号的变化，在记录仪上予以记录，根据描记曲线计算出血小板聚集的速率。由于在血小板聚集过程中需要血小板膜糖蛋白、纤维蛋白原与 Ca^{2+} 的参与，因而血小板聚集率可反映血小板数量和功能状态、血浆纤维蛋白原含量和vWF水平等。

（2）检测方法如下。

标本采集：从肘静脉顺利取血4.5 mL，注入含0.5 mL枸橼酸钠（0.129 mol/L）的硅化或塑料试管中。

标本处理及检测：①以200 g离心10分钟，取出上层血浆即为PRP，将剩余血液以1 500 g离心15分钟，上层较为透明的液体即为乏血小板血浆（platelet pool plasma，PPP）；②将PRP及PPP分别加入两支比浊管内，以PPP管调零，并加搅拌磁棒（1 000转/分），在37 ℃预热3分钟；③将<1/10体积的诱导剂加入PRP中，同时开始搅拌（1 000转/分），记录至少5分钟聚集波型；④测量最大聚集距PRP基线的高度（h_1）及PPP基线之间的高度（h_0），通过公式 $MAR = h_1/h_0 \times 100\%$ 获得最大血小板聚集率。

诱导剂的选择：不同的诱导剂检测不同种类的血小板异常，初始检测时不必使用全部的诱导剂，可应用常规诱导剂在标准剂量下检测血小板聚集情况，有异常时再进一步检测。一般情况下，如果低浓度的诱导剂不聚集，再进行高浓度的诱导剂检测；而对于怀疑2B型或血小板型血管性血友病（von Willebrand disease，vWD）的患者在常规1.2 mg/mL瑞斯托霉素聚集正常时，需进行低浓度（0.5～0.7 mg/mL）瑞斯托霉素检测；如果花生四烯酸聚集降低，需采用血栓素 A_2 的稳类似物U46619来区分阿司匹林样缺陷还是血栓烷受体缺陷。

2.参考区间

使用不同种类、不同浓度的血小板聚集诱导剂，最大血小板聚集率的参考区间有显著差别,多在50%～100%,各实验室需建立自己的健康人参考区间。

3.临床意义

(1)血小板聚集率降低:见于血小板无力症、巨大血小板综合征、贮藏池病、低(无)纤维蛋白原血症、尿毒症、肝硬化、维生素 B_{12} 缺乏症和服用血小板抑制药等。

(2)血小板聚集率增高:见于高凝状态和血栓性疾病,如急性心肌梗死、心绞痛、糖尿病、脑血管疾病、深静脉血栓形成、先天性心脏病、高 β-脂蛋白血症、抗原-抗体复合物反应、人工瓣膜、口服避孕药和吸烟等。

4.结果分析及影响因素

血小板聚集试验最易受到采血及制备过程等多种因素的影响,在结果分析时需注意排除各种影响因素,必要时重新采集标本重复测定。

(1)药物的影响:阿司匹林、氯吡格雷、替罗非班、替格瑞洛、双嘧达莫、肝素和部分口服抗凝剂均可抑制血小板聚集。各种药物间的机制、半衰期均存在差异,因此监测时间也不同,如100 mg阿司匹林作用可持续 1 周,停药 7 天以上,血小板聚集试验才可能恢复至正常水平。

(2)标本采集的影响:采血过程应顺利,避免反复穿刺而将组织液混入血液或混入气泡。前3～4 mL 血液不能用于聚集试验,采集血标本应放入塑料试管或硅化的玻璃管中避免血小板活化。标本应在室温下静置 15 分钟,且采血后4 小时内完成试验,时间过长会降低血小板的聚集强度和速度。采血后,标本应放在 15～25 ℃室温下为宜,低温会致使血小板激活。

(3)标本 pH 的影响:血浆标本 pH 处于 6.8～8.5 时可获得最佳聚集效果。

(4)标本制备的影响:PRP 在制备过程中不应采用带制动的离心机,对于巨大血小板患者可采用自然沉降法获取 PRP。PRP 中如混有红细胞或标本溶血及血脂过高等因素,均可降低透光度,影响血小板聚集率,应在报告中注明。血小板数量过低亦可影响血小板聚集,应在报告中注明。

(5)诱导剂影响:诱导剂应妥善保存,ADP 配制成溶液后宜在－20 ℃冰箱贮藏,一般半年内不会降低活性;肾上腺素的存储和使用过程应避光。

(二)血小板三磷酸腺苷释放功能检测

1.试验原理与方法

(1)试验原理:血小板中多数腺嘌呤核苷酸储存在致密颗粒中,其中,ATP的储存率为 40%,ADP 的储存率为 60%。血小板受诱导剂刺激活化时,致密颗粒中 ATP、ADP 被释放至细胞外,诱导剂刺激后血小板细胞外液中 ATP 含量变化可反映血小板的释放功能。荧光素-荧光素酶和 ATP 同时存在情况下会发射荧光,光强度与 ATP 浓度平行。血小板释放反应中产生的 ADP 在磷酸烯醇丙酮酸作用下转变为 ATP,通过荧光强度的测定可计算出血小板释放的 ATP 和 ADP 总量。

(2)检测方法:以 Chrono-log 血小板聚集仪为例,利用荧光法与血小板聚集同步测定。①标本采集与处理:以 0.129 mol/L 枸橼酸钠抗凝全血制备 PRP;②绘制标准曲线:在调零后,反应杯中加入不同浓度的 ATP 标准品,检测并将测定结果绘制成反应曲线;③样本检测:在基底液调零后,加入相应的诱导剂(如 ADP),进行检测并保存检测结果,软件记录释放曲线,根据峰值与 ATP 标准品曲线计算 ATP 释放量。

2.参考区间

每个实验室需建立各自的参考区间,以 ADP(浓度为 3.6 μmol/L)作为诱导剂时,ATP 释放量为(1.8±0.8)μmol/10^{11} 个血小板。

3.临床意义

常规检测时,需同时测定正常人血小板 ATP 释放量作为参照。血小板 ATP 释放量减少见于骨髓增生异常综合征、ITP、多发性骨髓瘤、霍奇金病及服用抗血小板药物。贮存池病时,ATP 释放减少,血小板聚集二相波消失,为贮存池病最为突出的特征。

4.结果分析及影响因素

采血及制备 PRP 的过程是否规范化、对照样本的选择、环境因素刺激血小板活化等均可干扰检测结果。

(三)血小板功能分析仪

PFA-100 型血小板功能分析仪可用于快速和准确评估血小板功能。该检测仪可模拟体内初期止血过程,敏感反映高剪切力下血小板的止血功能,既可用于检测与血小板黏附、聚集、血小板栓子形成相关的初期止血障碍疾病(如 vWD 和血小板病的筛选),也可用于评估抗血小板药物疗效(如抗血小板药物治疗监测和外科手术前初期止血功能的评价)。而对于凝血因子缺乏性疾病如血友病 A、血友病 B 及无纤维蛋白原血症,PFA-100 测定结果正常。该试验用血量少,耗时短(3~5 分钟),可代替出血时间测定作为筛选试验。由于仍属于功能筛选试验,且 PFA-100 的仪器与配套试剂较贵,该试验提供的信息有限。

1.试验原理与方法

(1)试验原理:该装置使抗凝全血按一定速率通过涂有胶原和肾上腺素或

ADP的小孔,使血小板暴露在剪切力及相关诱导剂环境下,血小板发生聚集逐步填充并堵塞小孔,血流停止。中央小孔完全被血小板栓子阻塞所需的时间即为闭合时间(closure time,CT)。

(2)检测方法:取枸橼酸钠抗凝血 0.8 mL 加到装有一次性试管的槽内(要求采集 4 小时内的血样),预温至 37 ℃,然后利用真空吸力使血样通过直径为 200 μm 的不锈钢毛细管和直径为150 μm 的硝酸纤维膜微孔,膜上包被胶原蛋白和肾上腺素或 ADP。在 5 000~6 000/s 的高切变和诱导剂的作用下,血小板产生聚集,形成栓子,阻碍血流。检测堵塞微孔所需的时间。

2.临床意义

(1)血小板数目及 vWF 含量的异常:CT 与血小板数目呈负相关,当血小板计数<50×10⁹/L时,CT 通常延长,当血小板计数<10×10⁹/L 时,CT 明显延长甚至不闭合。CT 与血浆 vWF 的水平呈负相关,O 型血人群由于血中 vWF 含量较其他血型低,因此 CT 延长 10%~20%。

(2)血小板质量异常:胶原/肾上腺素(C/EPI)和胶原/二磷酸腺苷(C/ADP)诱导的 CT 均延长,除血小板计数减少的因素外,遗传性血小板病(如血小板无力症、Bernard-Soulier 综合征、灰色血小板综合征)、血管性血友病也是常见原因。C/EPI的 CT 延长也见于其他遗传性血小板病(如 WAS、MYH9 相关疾病)。

(3)抗血小板药物的影响:拮抗血小板膜糖蛋白 aⅡbβ3 类药物,如阿昔单抗、依替巴肽、替罗非班,该类药物应用后 C/EPI 和 C/ADP 的 CT 明显延长,与血小板无力症相似。阿昔单抗停药 12 小时后,依替巴肽停药 4~6 小时后,CT 方可恢复正常。应用抑制 COX-1 活性类的非甾体抗炎药(阿司匹林等),95% 的健康人应用后 C/EPI 的 CT 延长,而 C/ADP 的 CT 无变化。而冠脉及外周动脉病变的患者服药后,只有 20%~50% 患者表现为 C/EPI 的 CT 延长。阿司匹林停药 6 天后,CT 才能恢复正常,布洛芬停药24 小时即可恢复正常。

(4)监测 DDAVP 的疗效:1 型 vWD 患者应用 DDAVP 治疗后可明显缩短 C/ADP 和 C/EPI 的 CT,且随血浆 vWF 水平的升高而缩短,因此可用于监测 1 型 vWD 患者对 DDAVP 的反应。

(5)其他:CT 反映血小板及其他参与止血过程的成分的整体功能状态,因此,当测定结果高于参考区间时,需要做进一步实验室检查以明确原因,同时结合病史、用药史、临床表现和其他实验室检查。

3.结果分析及影响因素

分析前多种因素会影响检测结果,应注意控制和排除:①多种药物可影响血小板功能,因此应询问患者用药史;②食物中脂肪或脂肪酸可能抑制血小板功能,检测前提醒患者清淡饮食;③标本溶血会降低血细胞比容,释放 ADP,影响闭合时间。

检测过程中的注意事项包括:①血沉较快的患者可能会发生血细胞分层,需充分混匀抗凝全血或需多次重复;②在检测过程中应注意是否有微血栓或气泡混入,微血栓和气泡会对检测结果产生影响。

五、血小板膜糖蛋白检测

血小板膜糖蛋白分为质膜糖蛋白和颗粒膜糖蛋白,前者主要包括GPIb/Ⅸ/Ⅴ、GPⅡb/Ⅲa、GPⅠa/Ⅱa等,后者主要包括 CD62p 和 CD63。CD62p 又称 P-选择素或 GMP140,仅表达于未活化的血小板颗粒膜上;血小板活化后,CD62p 分子在质膜呈高表达。CD63 在静止血小板仅分布于溶酶体膜,血小板活化后随颗粒脱落而表达在血小板膜表面。因此,CD62P 和 CD63 在质膜上高表达被视为血小板活化的分子标志物。过去常采用放射免疫法及 SDS-聚丙烯酰胺凝胶电泳法测定,费时费力。目前多使用流式细胞术测定血小板膜糖蛋白表达情况,操作简单方便,对诊断遗传性血小板病有较高价值。

(一)试验原理与方法

1.试验原理

采用荧光素标记的抗血小板膜糖蛋白特异性单克隆抗体作为探针,与血小板膜糖蛋白特异性结合,结合的量与血小板膜糖蛋白含量呈正比。

2.检测方法

(1)采集 EDTA 或枸橼酸钠抗凝的全血,准备荧光素标记的血小板 CD62p、CD63、CD42、CD41 和 CD61 等待测指标的抗体。

(2)加样步骤:①向样本管 1 中依次加入 10 μL 荧光素标记的抗体(具体见抗体说明)、100 μL磷酸盐缓冲液(phosphate buffer solution,PBS)和 5 μL 待测全血;②向样本管 2 中依次加入 10 μL 荧光素标记的抗体、100 μL PBS 和 5 μL 正常人全血;③向对照管中依次加入 10 μL 荧光素标记的同型对照抗体、100 μL PBS 和 5 μL 待测全血;④轻轻混匀,室温避光孵育 15 分钟。

(3)加入 1 mL PBS(含 1.0%多聚甲醛)终止反应,用流式细胞仪进行分析。

(4)根据前向角散射(FS-LOG)与侧向角散射(SS-LOG)圈定血小板。以对照管设定阳性阈值,测定5 000~10 000 个血小板的荧光阳性百分率及平均荧光强度(mean flourscence indensity,MFI)。

(二)参考区间

设定健康人标本平行对照,不同检测体系血小板荧光表达率及 MFI 不同,每个实验室需建立各自的标准。

(三)临床意义

1.血小板功能缺陷

GPⅠb 缺乏,见于巨大血小板综合征;GPⅡb/Ⅲa 缺乏,见于血小板无力症;活化后 CD62p 表达降低或缺乏,见于血小板贮存池缺陷病。

2.血栓前或血栓性疾病

CD62p、CD63 表达增加是血小板活化的特异性标志。急性冠脉综合征、急性脑卒中、糖尿病、高血压、外周动脉血管病均可见血小板活化显著增加。

(四)结果分析及影响因素

血液标本采集与样本处理过程中可能导致血小板的体外激活,引起糖蛋白表达增高,出现假阳性结果。

六、血小板自身抗体检测

血小板自身抗体是机体免疫系统所产生的针对血小板膜糖蛋白 GPⅠb/Ⅸ、GPⅡb、GPⅢa 和GPⅠa/Ⅱa 等抗原的自身抗体。这些抗体与血小板膜上的相应抗原结合后使血小板被单核巨噬系统大量破坏,表现为血小板数量减少和皮肤黏膜出血。目前血小板自身抗体检测主要包括血小板相关抗体检测及血小板特异性自身抗体检测,前者敏感性可达 90%,但特异性较差,不能区分真正的抗血小板抗体与血小板表面非特异性吸附的抗体。血小板抗原单克隆抗体固相化法(MAIPA 法)与改良抗原捕获 ELISA 可特异性检测抗血小板自身抗体,但其灵敏度较低,操作复杂烦琐,限制了其在临床的普及应用。

(一)血小板相关抗体检测

1.试验原理与方法

(1)试验原理:血小板相关抗体大多数为 IgG,荧光素标记的抗人 IgG 能够与血小板相关抗体特异性结合,血小板表面 IgG 越多,结合的荧光标记抗体越多,通过检测荧光强度能够定量检测血小板相关抗体。

(2)检测方法如下。①血小板样本的制备:取正常人 EDTA 抗凝静脉血离心 5 分钟,取 PRP,用血小板洗涤液 TEN 洗涤 3 次,调整血小板浓度至 1×10^8/mL备用。取待测血浆 50 μL,加入洗涤血小板 50 μL,室温孵育 60 分钟,用

TEN 洗涤 3 次。②血小板相关抗体标记测定:向上述制备的样本中加入10 μL FITC 标记的羊抗人 IgG 工作液,在室温下避光孵育 15 分钟,加入 800 μL PBS 进行流式检测。选择波长为 488 nm 氩离子激发光,以 FSC-SSC 调整前向角和侧向角电压,选出血小板群。调整仪器处于正常状态,以荧光强度反映血小板表面 IgG 含量,测定荧光标记阳性血小板的百分率。

2.参考区间

不同实验室应建立各自血小板表面 IgG 百分率及荧光强度的参考区间。

3.临床意义

(1)血小板相关抗体增加见于各种原因的免疫性血小板计数减少症,对疾病的诊断、疗效及预后有一定价值。本法虽较敏感,但特异性差,对区分原发性或继发性免疫性血小板计数减少症无意义。

(2)血小板生成减少的患者(如再生障碍性贫血)该指标不增高。皮质类固醇可影响结果,在停药 2 周后检测更具有准确性。

(二)血小板特异性自身抗体检测(MAIPA 法)

1.试验原理与方法

(1)试验原理:洗涤过的正常人血小板与患者血浆孵育,患者自身抗体与正常人血小板糖蛋白结合。裂解血小板,将上清液加入预先包被抗鼠 IgG 和被捕获的相应特异性抗体的高吸附板上,用过氧化物酶标记的抗人 IgG 检测结合在糖蛋白上的自身抗体,用显色剂显色。

(2)检测方法如下。①试验用酶标板制备:用碳酸盐缓冲液稀释羊抗鼠 IgG,包被酶标板氧化每孔100 μL,4 ℃过夜。次日用含 2%牛血清蛋白的 PBS 封闭,4 ℃过夜。第 3 天取出甩干后放置冰箱,待用。将不同的鼠源抗血小板膜糖蛋白单克隆抗体分别加入上述已准备的酶标板中,每孔 50 μL,置于37 ℃条件下孵育 60 分钟,用洗涤液(含 0.01 mol/L Tween-20 的 PBS)洗板3次。②标本检测:收集 O 型正常人洗涤血小板,调整血小板浓度为 1×10^9/mL,每管加入约 1×10^8 个血小板及 110 μL ITP 患者血浆,混匀后,置于室温条件下孵育60 分钟。用含 0.5%乙二胺四乙酸钙二钠(EDTA-Na$_2$)的 PBS 洗涤血小板 3 次,加入血小板裂解液每管 110 μL,震荡混匀,置于 4 ℃条件下孵育 30 分钟。每分钟10 000 转,离心30 分钟,取上清稀释,加入已制备酶标板中,置于 37 ℃条件下孵育 60 分钟,用洗涤液洗板 3 次。每孔加入辣根过氧化物酶(horse radish peroxidase,HRP)标记的抗人酶标二抗 100 μL,置于 37 ℃条件下孵育 60 分钟后,用洗涤液洗涤6 次。加入四甲基联苯胺显色,用 3 mol/L H$_2$SO$_4$ 终止,在490 nm 波长条件下测定吸光度。

2.参考区间

每次检测需设立 4 例健康人血浆作为正常对照,并计算其检测结果(OD 值)的均值和标准差,以均值+3 倍标准差为参考区间上限,OD 值大于上限者为阳性。

3.临床意义

(1)TP 辅助诊断:正常人抗血小板自身抗体检测阴性,ITP 患者常呈阳性,且为针对单个或多个血小板膜糖蛋白自身抗体阳性。该方法虽特异性较高,但敏感性不足,是诊断 ITP 的主要参考指标。

(2)ITP 患者的疗效与预后判断:如 ITP 患者抗 GP I b/IX 自身抗体阳性,则疗效相对较差或易复发。发病半年内抗血小板自身抗体不能转阴者,多数易转为慢性 ITP。

(3)血小板同种抗体的辅助诊断:血小板同种抗原 PLA、Yuk 及 Bak 系统均位于 GP II b/III a 上,故此法亦适用于血小板同种抗体的检测,是诊断新生儿同种免疫性血小板计数减少症与输血后紫癜的主要指标。

第三节　抗凝蛋白检验

对抗凝蛋白研究的历史比凝血因子更为悠久,早在 20 世纪初,研究者们就已经开始了对凝血酶生成抑制的观察,直至目前,关于抗凝蛋白及其作用机制仍在不断深入探索之中。在各种病生理因素的影响下,抗凝血系统通过多种抗凝途径实现对凝血因子的灭活和抑制,以有效防止血栓形成。当抗凝血系统出现先天性或获得性抗凝蛋白缺陷时,可导致血栓风险或静、动脉血栓形成。抗凝血系统的组成成分包括抗凝血酶(antithrombin,AT)、蛋白 C(protein C,PC)、蛋白 S(protein S,PS)、蛋白 C 抑制物、凝血酶调节蛋白(thrombomodulin,TM)、组织因子途径抑制物(tissue factor pathway inhibitor,TFPI)、内皮细胞蛋白 C 受体(endothelial protein C receptor,EPCR)、蛋白 Z 和依赖蛋白 Z 的蛋白酶抑制剂、肝素和肝素辅因子 II、α_1-抗胰蛋白酶、α_2-巨球蛋白、C_1 酯酶抑制物和蛋白酶连接素 I 等。近年来,抗凝血系统在抗炎、抗凋亡、细胞保护和免疫调节等领域的研究逐步深入,对抗凝蛋白的认知已经从基础的病理生理机制逐渐拓展至新型药物的研发,因此,预期未来相关的实验室检测将在多种慢性疾病的病情监测和疗效评估中产生积极意义。

一、抗凝血酶检测

AT 是血浆中重要的生理性抗凝蛋白质,主要由肝脏合成,在血管内皮细胞、巨核细胞及其他脏器(如心、脑、脾、肺、肾和肠)也可少量生成。AT 不但是凝血酶的主要抑制物,还可以中和凝血途径中的其他丝氨酸蛋白酶,如凝血因子 IXa、Xa、XIa 和 $XIIa$ 等。AT 的抗凝机制是其活性位点被丝氨酸蛋白酶裂解,使 AT 构象发生改变并与丝氨酸蛋白酶以共价结合形式形成不可逆的 1:1 复合物。肝素可与 AT 的赖氨酸残基结合,改变其蛋白质构象,使其更易与凝血因子结合。肝素-抗凝血酶复合物对 $FVIIa$ 有缓慢的抑制作用,而对 $FVIIa-Ca^{2+}-TF$ 复合物的抑制速度则显著加快。

(一)检测指征

AT 检测主要用于获得性或遗传性缺陷的诊断、早期 DIC 的监测、静脉血栓高风险人群的筛查、抗凝血酶替代疗法的监测、肝素类药物和磺达肝癸钠等耐药原因的确认、感染性和变应性炎症的病情监测。

(二)试验原理与方法

AT 检测应采用 0.105 mol/L 枸橼酸钠抗凝的血浆标本,血清标本在血凝块形成的过程中可使 AT 降低约 30%。

1.抗凝血酶活性检测(AT:A,发色底物法)

(1)方法 1:在待检血浆中加入过量的凝血酶,凝血酶与血浆中的 AT 形成 1:1 的复合物,剩余的凝血酶(或 FXa)作用于发色底物显色肽 S2238,裂解出显色基团对硝基苯胺(paranitroaniline,pNA),显色程度与剩余凝血酶的量呈正相关,而与血浆 AT:A 呈负相关。

(2)方法 2:在有过量肝素的条件下,将 FXa 试剂与待测血浆混合孵育。剩余 FXa 作用于发色底物,裂解出显色基团 pNA,在 405 nm 波长下检测,显色程度与血浆 AT:A 呈负相关。

2.抗凝血酶抗原含量检测(AT:Ag,ELISA)

将抗 AT 抗体包被在固相板上,标本中的 AT 与固相的抗 AT 抗体特异性结合,再加入酶标记的抗 AT 抗体,形成抗体-抗原-酶标记抗体复合物,加入显色基质后,根据显色深浅判断标本中 AT 的含量,显色强度与标本中的 AT 含量呈正相关。

(三)参考区间

健康人 AT：A 参考区间在不同检测系统间存在差异，多为 $80\%\sim128\%$。新生儿和<1 岁的幼儿的 AT：A 低于成人，16 岁前可略高于成人。近年来国内的相关研究显示，AT：A 在女性人群随年龄增长而逐步增加，在 50 岁后男性人群明显下降。目前，临床上主要的检测系统均提供健康人群参考区间，但由于人体止凝血功能受到地域、人群、年龄和饮食结构等方面因素的影响，因此，建议每个实验室制定自己的健康人参考区间或对制造商提供的参考区间进行充分验证。

(四)临床意义

1.遗传性抗凝血酶缺乏症

Lane 等在 1997 年将遗传性抗凝血酶缺乏症分为两个类型。其中，Ⅰ型特征为 AT 抗原含量(AT：Ag)和 AT 蛋白功能平行下降，Ⅱ型特征为 AT：Ag 正常，但 AT 蛋白功能异常。根据蛋白功能异常的不同特点，Ⅱ型缺乏症又进一步分为 RS、HBS 和 PE 3 个亚型。

遗传性 AT 缺陷患者常在手术、创伤、感染、妊娠期或产褥期发生或反复发生静脉血栓。临床表现主要为静脉血栓形成，部位多在下肢深部静脉，其次为髂静脉、肠系膜静脉，其中约有半数患者发生肺栓塞，少数患者发生缺血性脑卒中，偶见其他类型动脉血栓(如腹主动脉血栓)。明确诊断需要进行实验室检测，一般在尚未进行抗凝、溶栓治疗或在抗凝治疗停止后半个月检查适宜。

2.获得性抗凝血酶缺乏症

(1)合成减少：由于肝脏是合成 AT 的主要器官，因此，肝硬化、重症肝炎、肝癌晚期、急性肝衰竭及营养不良时，抗凝血酶活性与含量均降低，其异常程度通常与疾病严重程度相关，可在伴有或不伴有其他风险因素的情况下诱发静、动脉血栓形成。

(2)消耗性减少：高凝状态和血栓性疾病时，凝血系统的过度活化可大量消耗血浆中的 AT，常见于脓毒症、DIC、急性静脉血栓形成、恶性肿瘤、普外科手术和骨科大手术后、重度子痫前期、产后和口服避孕药时。脓毒症合并 DIC 患者的血浆中 AT：A 持续处于低水平提示不良预后，AT：A 越低，病死率越高。采用抗凝血酶替代治疗，可缓解患者 AT 持续下降的状态，也能降低脓毒症和中毒性休克患者的病死率，但同时出血风险会有不同程度的增加。

（3）丢失过多：肾病综合征时，由于 AT 的分子量较小，易从尿液中随清蛋白流失，患者尿中清蛋白排出量越大，血浆中 AT 丢失越多，故可成为促进肾静脉和深静脉血栓形成的重要风险。渗出性胃肠疾病、高血压所致慢性肾功能不全、大面积烧伤和多发性创伤失血等原因也会造成血浆中 AT 经由不同途径的大量丢失，进而导致严重的高凝状态或血栓形成。

（4）生理性降低：在出生后的最初几天，AT:A 会出现生理性下降，约为正常水平的 30％。早产儿肝脏合成 AT 能力不足，降低更为显著。

（5）药物引发的减少：门冬酰胺酶、肝素类药物和磺达肝癸钠、口服避孕药和雌激素、部分抗肿瘤药物（如环磷酰胺、甲氨蝶呤、丝裂霉素、贝伐单抗、沙利度胺和来那度胺）等均可因不同机制降低血浆 AT:A 水平。

（6）肝素耐药：肝素是 AT 的辅因子，可提高 AT 灭活凝血酶速率 $1\,000\sim2\,000$ 倍，当体内 AT:A 降低时，中等剂量肝素治疗的效果将受到明显影响，并且 APTT 的监测效果也会随之变差。因此，在普通肝素抗凝治疗过程中出现疑似"肝素抵抗"现象时应进行 AT:A 的检测。当 AT:A＞80％，肝素可发挥正常的抗凝功能，APTT 可实现有效监测；当血浆 AT:A 为 50％～60％时，肝素抗凝效果降低，APTT 与肝素用量之间的相关性显著降低；AT:A＜30％时，肝素无法发挥抗凝效果，APTT 与肝素用量之间几乎无相关性。此外，由于低分子肝素、磺达肝癸钠选择性结合于 AT，增强 AT 对凝血因子 Ⅹa 的灭活作用，因此，其抗凝效果也会受到 AT 缺陷的影响。

3.AT:A 增高

在变应性哮喘、血友病 A、血友病 B、胆汁淤积和使用黄体酮类药物时，可见 AT:A 增高。

（五）结果分析及影响因素

1.AT 缺陷与止凝血失衡

AT:A 处于 50％～70％的水平，就可以引起凝血-抗凝血平衡一定程度的失调，血栓形成风险增加。由于 AT 的消耗比生成更快，所以 AT 的消耗性降低或凝血酶-抗凝血酶复合物浓度的增高是凝血异常活化的标志。更重要的是，AT 缺陷不仅导致血栓风险增加，还可对病程发展产生重要影响。

2.AT 与 DIC

DIC 多继发于脓毒症、创伤或产科合并症，常出现 AT 显著降低或快速进行性下降的现象，其机制包括抗凝血酶消耗过度、被弹性蛋白酶水解、合成减少、血管壁漏出和肾脏丢失等。在 DIC 时，AT:A 持续处于低水平提示病情未得到有效控制。由于 AT:A 水平与脓毒症患者病死率明显相关,因此被认为是预测脓毒症患者临床结局的独立评价指标。此外,大面积烧伤患者血浆 AT:A 显著降低是提示 28 天内死亡风险增加的重要指标。

3.AT 检测的影响因素

AT:A 检测可受到获得性因素的影响,如某些生理性因素或急性炎症(感染性炎症或变应性炎症)等,出现一过性降低或增高。因此,不应仅凭一次检测结果作为 AT 缺陷的诊断依据。在静脉血栓事件的急性期,血浆 AT:A 可因消耗出现短暂降低,此时的检测结果不宜作为鉴别遗传性 AT 缺陷的依据。肝素类药物抗凝治疗可能会干扰 AT:A 的检测结果,建议停用肝素类药物至少 24 小时后进行检测。

二、蛋白 C 检测

Stenflo 在 1976 年从牛血浆中分离出了一种维生素 K 依赖的蛋白质,由于属于离子交换层析中的第三洗脱峰,故称为蛋白 C(protein C,PC)。PC 是一种由肝脏合成的血浆糖蛋白,以双链无活性的酶原形式存在于血浆中。在 Ca^{2+} 存在的情况下,凝血酶-凝血酶调节蛋白复合物在微血管和小血管的内皮细胞表面,将重链氨基末端裂解一段小肽,使 PC 快速激活。在大血管的内皮细胞表面,内皮细胞蛋白 C 受体(endothelial protein C receptor,EPCR)在 Ca^{2+} 和 G1a 区的参与下,使 PC 的活化得到加强。由于 EPCR 主要在大血管表面高水平表达,而在毛细血管上低表达甚至缺如,因此,大血管中 PC 的活化更大程度上与 EPCR 有关。活化蛋白 C(activated protein C,APC)具有 3 种主要抗血栓功能,包括对 F Ⅴ a 和 F Ⅷ a 产生水解作用,通过灭活血小板表面 F Ⅴ a 进而抑制 F Ⅹ a 的凝血酶原活化作用,刺激组织型纤溶酶原激活物(tissue plasminogen activator,t-PA)的释放及中和纤溶酶原活化抑制物(plasminogen activator inhibitor,PAI)。PC 缺陷合并其他血栓风险因素时,可使静脉血栓栓塞风险明显增加。此外,APC 还被认为具有独立于抗凝血机制的细胞保护和抗炎功能。临床上,血浆 PC 活性降低可见于多种慢性疾病中(如 2 型糖尿病、动脉粥样硬化、心肌梗死、慢性肠道炎性疾病、慢性肾病和尿毒症等),目前许多研究正在探索基因重组 APC 对慢性疾病进行治疗。由于前期研究中 APC 引发的出血风险较高,因此,如何将 APC 的抗凝特性与细胞保护功能进行剥离已经成为亟待解决的问题。

(一)检测指征

PC 检测主要用于获得性或遗传性缺陷的诊断、静脉血栓高风险人群的筛查、口服香豆素类抗凝剂引起的皮肤坏死原因确认、雌激素替代治疗和口服避孕药时血栓风险的监测、PC替代治疗的监测、感染性和变应性炎症的监测。

(二)试验原理与方法

1.蛋白C活性检测(PC:A)

(1)发色底物法:从蝰蛇毒液中提取的Protac为PC特异性的激活剂。将血浆与激活剂进行混合孵育,激活后的PC(APC)作用于特异性发色底物Chromozym-PCA,释放出对硝基苯胺(pNA)而显色,405 nm波长下进行动态检测,颜色深浅与PC:A呈线性正相关。

(2)凝固法:为基于APTT的试验方法,主要是测定PC对FVa和FⅧa的灭活能力。由于FV和FⅧ的激活可被APC抑制,因此,PC的抗凝活性能使APTT延长。为避免干扰,标本需要稀释并与缺乏PC的血浆混合,加入APTT试剂后,再加入一种来源自铜头蝰蛇毒素的提取酶进行孵育以激活PC,测定凝固时间,从抗凝时间标准曲线上读取结果。

2.PC抗原含量检测(PC:Ag)

(1)ELISA:将抗PC抗体包被在固相板上,标本中的PC与固相的抗PC抗体特异性结合,再加入酶标记的抗PC抗体,形成抗体-抗原-酶标记抗体复合物,加入显色基质后,显色强度与标本中的PC:Ag呈正相关。

(2)免疫火箭电泳法:将待检血浆在含有抗人PC抗体的琼脂糖凝胶中电泳,血浆中的PC抗原与相应的抗体形成特异性的火箭电泳样免疫沉淀峰,该峰与血浆中PC:Ag浓度成正比。

(三)参考区间

健康人PC:A参考区间在不同检测系统间存在差异,多为70%～140%。新生儿和<1岁幼儿的PC:A低于成人,青少年阶段达到成人水平。近年来国内的相关研究显示,女性血浆PC:A低于男性,在不同性别人群均随年龄增长而增加,在50岁后男性人群呈下降趋势。目前,临床上主要的检测系统均提供健康人群参考区间,但由于人体止凝血功能受到地域、人群、年龄和饮食结构等方面因素的影响,因此,建议每个实验室制定自己的健康人参考区间或对制造商提供的参考区间进行充分验证。

(四)临床意义

1.遗传性PC缺乏症

根据PC的功能和水平的异常特征,遗传性PC缺乏症可分为两个类型。其中，Ⅰ型的特征为血浆 PC 活性与含量平行下降；Ⅱ型特征为 PC：Ag 正常，但 PC：A 异常。根据不同活性检测方法，Ⅱ型缺乏症又进一步分为Ⅱa 和Ⅱb 两个亚型。

遗传性 PC 缺乏症与静脉血栓发生和再发生密切相关。遗传性 PC 缺乏症合并其他血栓风险诱因（如恶性肿瘤、大手术、妊娠晚期、口服避孕药、肝病、炎性肠病或甲状腺功能亢进等）或年龄增加时，患者血栓形成风险显著增加。

2.获得性 PC 缺乏症

各类型肝脏疾病时，PC 合成减少。DIC 时由于微循环中凝血活性增强及血管内皮损伤，PC：A 显著降低。由脓毒症或肿瘤引起的急性呼吸窘迫综合征时，PC 活性和浓度降低。口服华法林可引起不同程度的 PC 缺陷，导致患者发生皮肤坏死。

3.PC：A 增高

可见于变应性哮喘及慢性疾病时的代偿性增加。

(五)结果分析及影响因素

1.PC 的其他生物功能

除抗凝机制外，APC 还具有抗炎、抗凋亡和稳定内皮屏障的作用。近年来的研究显示，PC 系统的功能状态与变应性哮喘病理发展过程相关。轻度变应性哮喘患者支气管肺泡表面的 APC 水平在支气管过敏发作 4 小时后显著低于健康对照组。在气道表面 APC 降低的同时，哮喘患者血浆中 PC 的活性反而显著增高，该现象被推测可能是机体的代偿反应，有助于减轻患者气道的变应性炎症。国内近期的研究发现，不同病情阶段哮喘患者血浆中的 PC 活性普遍增高，其变化趋势与疾病控制水平相关。

2.PC 检测的影响因素

PC：A 检测可受到获得性因素的影响，如某些生理性因素或急性炎症（感染性炎症或变应性炎症）等，出现一过性降低或增高。因此，不应仅凭一次检测结果作为 PC 缺陷的诊断依据。在静脉血栓事件的急性期，血浆 PC：A 可因消耗出现短暂降低，此时的检测结果不宜作为鉴别遗传性 PC 缺陷的依据。口服华法林抗凝治疗可导致血浆 PC 活性水平降低，如需要了解患者 PC：A 的真实水平，应在停药至少 2 周后进行检测。

三、蛋白 S 检测

蛋白 S(protein S,PS)是 1977 年在美国西雅图被研究人员发现并成功分离的,故以该城市名称的第一个字母"S"命名。PS 是由肝细胞和血管内皮细胞合成的依赖维生素 K 的蛋白质,是 PC 的辅因子。男性血浆含量高于女性 $10\%\sim15\%$。PS 是经过一系列转译修饰后的复杂蛋白质分子,抗凝血功能是其生物学作用的核心。PS 本身不能灭活 FVa 和 FⅧa,但可加速 APC 对 FVa 和 FⅧa 的灭活作用。PS 也可以与 FVa 和 FXa 可逆性结合,从而直接抑制凝血酶原激活物的活性。在凝血因子Ⅴa 的 3 个剪切位点(Arg306、Arg506 和 Arg679)中,APC 对 Arg306 的作用更依赖于 PS 的存在。在血浆中,60% 的 PS 与 C_4 结合蛋白(C_4bp)结合并失去了 APC 辅因子活性,其余 40% 为游离型 PS(free protein S,FPS),具备 APC 辅因子功能。PS 缺陷与静脉血栓栓塞密切相关,在亚洲人群中,遗传性 PS 缺陷是发病率较高的易栓症类型。除抗凝血功能外,PS 还参与损伤应答过程的调节,包括凋亡细胞吞噬的调节、细胞保护和激活先天免疫。由于 PS 兼具抗凝和抗炎两种功能,目前正被作为独立于 APC 抗凝机制的新型药物进行深入研发,且颇具临床应用前景。

(一)检测指征

PS 检测主要用于获得性或遗传性缺陷的检测、口服香豆素类抗凝剂引起的皮肤坏死原因的确认、雌激素替代治疗和口服避孕药时血栓风险的监测。

(二)试验原理与方法

1.PS 活性检测(PS:A,凝固法)

采用血浆中 FPS 增强外源性 APC 抗凝作用的原理,通过延长 APTT、PT 或 Russell 蝰蛇毒时间反映 FPS 的功能活性。标本需稀释并与缺乏 PS 的血浆混合。测定加入凝血激活物和 APC 后的血浆凝固时间。

2.PS 抗原含量检测(PS:Ag,免疫火箭电泳法)

血浆中总 PS 包括 FPS 和与 C_4bp 结合的 PS(C_4bp-PS)。在待检血浆中加入一定量的聚乙二醇6 000,将 C_4bp-PS 沉淀下来,上清液中含 FPS。免疫火箭电泳法在琼脂糖凝胶板上可同时检测总 PS 和 FPS。

3.游离型 PS 抗原含量检测(FPS:Ag,乳胶免疫分析)

FPS:Ag 的测定基于对两种乳胶试剂聚集所产生的混浊度进行分析。其中一种是 C_4bp 包被的乳胶试剂,在 Ca^{2+} 存在的条件下,与待检血浆中的 FPS 有高度的亲和反应;与 C_4bp 包被乳胶试剂结合的 FPS 再次与包被了直接抗人 FPS 单克隆抗体的乳胶试剂发生聚集,聚集程度与样本中的 FPS:Ag 直接相关。

(三)参考区间

健康人参考区间在不同检测系统间存在差异,性别和年龄对 PS 有显著影响。女性的总 PS 和 FPS 水平低于男性,女性 PS:A 多为 $60\% \sim 140\%$,男性多为 $75\% \sim 150\%$;女性 FPS:Ag 多为 $95.0\% \pm 15.4\%$,男性多为 $111.0\% \pm 19.4\%$。近年来国内的相关研究显示,血浆 PS:A 在 50 岁前的人群中随年龄变化不明显;50 岁后男性呈下降趋势,女性呈上升趋势,男女性之间 PS:A 水平逐步接近。因此,在制定参考区间时应注意年龄和性别差异。建议每个实验室制订自己的健康人参考区间或对制造商提供的参考区间进行充分验证。

(四)临床意义

1.遗传性 PS 缺乏症

遗传性 PS 缺乏症的病因是由 FPS 含量和活性降低所致。根据血浆中总 PS 含量、FPS 含量和活性的不同异常特征,本症可分为 3 个类型(表 4-1)。

表 4-1　遗传性蛋白 S 缺乏症分型(Bertina 分型)

类型	PS 抗原含量		FPS 活性
	总 PS	FPS	
Ⅰ	↓	↓	↓
Ⅱ	正常	正常	↓
Ⅲ	正常	↓	↓

遗传性 PS 缺乏症可导致静脉血栓发生,在 <40 岁的年轻患者群中,也常见动脉血栓形成,如心肌梗死、脑梗死和肠系膜动脉血栓等,严重缺陷患者可同时并发多部位动、静脉血栓。

2.获得性 PS 缺乏症

(1)合成减少:肝脏疾病、肠梗阻可引起 PS 降低。

(2)消耗性减少:DIC 时 PS 可降低或正常。急性呼吸窘迫综合征时 FPS 降低。消耗性 PS 缺陷亦可见于自身免疫性疾病或 HIV 感染。

(3)丢失过多:PS 缺陷还被发现与肾病综合征相关,与 C_4bp 结合的 PS 不能从肾小球滤过,而 FPS 可从尿中大量丢失,导致血浆中具有活化功能的 PS 水平显著降低,使肾病综合征患者血栓风险显著增加。

(4)生理性降低:新生儿的 PS 处于低水平。在妊娠期,血浆 PS:A 和 FPS:Ag 降低,妊娠晚期时甚至接近遗传性 PS 缺陷患者的水平。

(5)药物引发的减少由于 PS 也是维生素 K 依赖性蛋白质,所以,口服双香豆素类抗凝药物时,可见 PS 不同程度的降低。应用雌激素可使 PS 释放减少;口服避孕药可引起 PS 活性显著降低;绝经前妇女有生理性降低。

(五)结果分析及影响因素

1.PS 与 C_4bp

PS 与 C_4bp 相互间作用具有非常高的亲和力,FPS 相当于 PS 超过 $C_4bp\beta+$ 的剩余摩尔浓度,PS 与 C_4bp 结合后将丧失作为 APC 辅因子的活性,因此,建议对特定患者 PS 的分析,应同时进行 FPS:Ag 的检测。

2.PS 与哮喘

病情未控制的变应性哮喘患者的 PS:A 增高,其病理机制与患者气道的变应性炎症相关,与血浆抗凝血功能无关。

3.PS 检测的影响因素

PS:A 和 FPS:Ag 测定可受到获得性因素的影响,如某些生理性因素或急性炎症(感染性炎症或变应性炎症)等,出现一过性降低或增高。因此不应仅凭一次检测结果作为 PS 缺陷的诊断依据。在静脉血栓事件的急性期,血浆 PS:A 和 FPS:Ag 可因消耗出现短暂降低,此时的检测结果不宜作为鉴别遗传性 PS 缺陷的依据。口服华法林抗凝治疗可导致血浆 PS:A 水平降低,如需要检测患者 PS:A,应在停药至少2周后进行。血小板可引起 PS:A 假性降低,因此检测时应采用乏血小板血浆。此外,体内雌激素水平可对 PS:A 产生影响。

四、组织因子途径抑制物检测

组织因子途径抑制物(tissue factor pathway inhibitor,TFPI)是体内控制凝血启动阶段的一种天然抗凝蛋白质,它对组织因子途径(即外源性凝血途径)具有特异性抑制作用。由于血浆中大部分 TFPI 存在于脂蛋白组分中,故早期曾称为外源途径抑制物(extrinsic pathway inhibitor,EPI)或脂蛋白相关的凝血抑制物(lipoprotein associated coagulation inhibitor,LACI)。TFPI 主要由血管内皮细胞合成,平滑肌细胞和巨核细胞亦可少量合成。大多数的 TFPI(50%~80%)结合在内皮细胞表面,在肝素化后释放入血循环中。TFPI 在血浆中有两种形式,其中 80% 为脂蛋白结合 TFPI,20% 为游离 TFPI,只有游离 TFPI 与抗凝活性相关。TFPI 也被发现存在于血小板(占总 TFPI 的 5%~10%),在血小板活化过程中释放。成熟的 TFPI 有氨基末端酸性区域、3 个 Kunitz 结构域及一个羧基末端碱性区域。TFPI 通过截短形式的 Kunitz1 和 3 结构域与 F Ⅹa、F Ⅶa 和 TF 在 Ca^{2+} 的参与下形成四联复合物以抑制外源性凝血途径的活性。尽管 F Ⅹa 不是必需的,但如无 F Ⅹa 的参与,TFPI 对 F Ⅶa-TF 的抑制则需要更大的浓度。此外,TFPI 可直接抑制 F Ⅹa,对凝血酶原酶复合物中的 F Ⅹa 作用更强。

(一)检测指征

TFPI 检测主要用于大手术或创伤后的血栓风险评估、妊娠晚期血栓风险评估、先兆子痫病情监测、脓毒症合并 DIC 风险监测和预后评估。

(二)试验原理与方法

1.TFPI 活性检测(发色底物法)

血浆标本与定量 TF-FⅦa 和 FⅩa 进行孵育,剩余 TF-FⅦa-FⅩa 作用于高特异性的发色底物,裂解出发色基团对硝基苯胺(pNA),在 405 nm 波长下进行吸光度测定,并与 TFPI 活性标准曲线比较。

2.总 TFPI 抗原检测(ELISA)

将抗人 TFPI 单克隆抗体作为捕获抗体包被于微孔内壁,将血浆标本和过氧化物酶标记的抗总 TFPI 单克隆抗体加入包被的微孔中。被测血浆中总 TFPI 在被包被于微孔的单克隆抗体捕获的同时,也与标记过氧化物酶的单克隆抗体结合,在一步反应中形成夹心复合物。过氧化物酶与底物邻苯二胺结合,在规定时间内显示过氧化尿素的存在。用强酸终止反应,产生的颜色强度与血浆标本中总 TFPI 浓度呈正相关。

3.游离 TFPI 抗原检测(ELISA)

将抗人 TFPI 单克隆抗体作为捕获抗体包被于微孔内壁,将血浆标本和过氧化物酶标记的抗游离 TFPI 单克隆抗体加入包被的微孔中。被测血浆中游离 TFPI 在被包被微孔的单克隆抗体捕获的同时,也与标记过氧化物酶的单克隆抗体结合,在一步反应中形成夹心复合物。过氧化物酶与底物邻苯二胺结合,在规定时间内显示过氧化尿素的存在。用强酸终止反应,产生的颜色强度与血浆标本中游离 TFPI 浓度呈正相关。

4.TFPI 截短形式抗原检测

将稀释的血浆标本加入包被有捕获抗体(抗 Kunitz 1 结构域单克隆抗体)的微孔中进行孵育,加入抗 Kunitz 1 或 Kunitz 3 结构域多克隆抗体,与各种形式的 TFPI 进行反应。以辣根过氧化物酶标记抗体催化底物四甲基联苯胺反应,溶液最初呈蓝色,加入 0.5 mol/L 硫酸增加灵敏度,反应液最终呈黄色。在 450 nm 波长下进行吸光度测定,根据全长形式 TFPI 标准曲线求得标本中 TFPI 浓度。

(三)参考区间

男性血浆 TFPI 水平高于女性,游离 TFPI 的差异更为显著。在正常血浆中,截短形式 TFPI 约为总 TFPI 的 40%。女性总 TFPI 为(76.0±25.0) ng/mL,

男性为(86.0±31.6) ng/mL,平均为(81.2±30.4) ng/mL。女性游离 TFPI 为(8.0±3.8) ng/mL;男性为(11.4±4.2) ng/mL;平均为(10.0±4.8) ng/mL。年龄增加对血浆 TFPI 含量有影响(水平增高),因此老年人群需制定相应的参考区间。由于 TFPI 水平受到地域、人群、年龄、代谢和饮食结构等方面因素的影响,因此,建议每个实验室制定自己的健康人参考区间或对制造商提供的参考区间进行充分验证。

(四)临床意义

遗传性的 TFPI 缺陷可导致血栓风险增加。创伤、手术或脓毒症合并 DIC 时,血浆 TFPI 含量降低,但其水平的突发性上升与病死率增加相关。慢性肾衰竭时,血浆 TFPI 水平增高。恶性实体肿瘤患者应用普通肝素或低分子肝素后,血浆 TPFI 含量与活性增高。

(五)结果分析及影响因素

TFPI 是血液凝固初始阶段重要的天然抗凝蛋白,而 PS 可作为 TFPI 的辅酶,使 TFPI 介导的 FⅩa 抑制率提高 10 倍。此外,由于 PS 与带负电荷的磷脂有高亲和力,可增加 TFPI 与活化血小板表面的亲和力,提高 TFPI 的局部浓度,因此,有助于将形成的血栓凝块局限于血管损伤部位。TFPI 水平与总胆固醇和 LDL 胆固醇水平密切相关,近 80% 的 TFPI 与 LDL 呈结合状态。他汀类药物已被发现可以降低高脂血症和冠状动脉疾病患者总 TFPI 水平(并不降低游离 TFPI),但总体数据显示,这种影响是相对轻微的。

第五章

体液及分泌物检验

第一节 前列腺液检验

一、量测定

(1)适应证:用于前列腺疾病的辅助诊断。

(2)参考区间:数滴至 1 mL。

(3)临床意义:减少见于前列腺炎。多次按摩无前列腺液排出,提示前列腺分泌功能严重不足,见于前列腺的炎性纤维化和某些功能低下。

二、外观检查

(1)适应证:用于前列腺疾病的辅助诊断。

(2)参考区间:稀薄、不透明、乳白色液体。

(3)临床意义。①黄色浑浊:呈脓性或脓血性,见于严重的化脓性前列腺炎;②血性:见于精囊炎、前列腺炎、前列腺结核、结石和肿瘤等,也可为按摩前列腺用力过重所致。

三、酸碱度测定

(1)适应证:用于前列腺疾病的辅助诊断。

(2)参考区间:弱酸性,pH 在 6.3～6.5。

(3)临床意义:增高见于 50 岁以上者或混入较多精囊液时。

四、红细胞检查

(1)适应证:用于前列腺疾病的辅助诊断。

(2)参考区间:偶见(<5/HP)。

(3)临床意义:增多见于前列腺结核、结石和恶性肿瘤等,也可为按摩前列腺用力过重所致。

五、白细胞检查

(1)适应证:用于前列腺疾病的辅助诊断。

(2)参考区间:<10/HP,散在。

(3)临床意义:增多见于前列腺炎。若白细胞>10/HP,成簇分布,即可诊断为前列腺炎。

六、磷脂酰胆碱小体检查

(1)适应证:用于前列腺疾病的辅助诊断。

(2)参考区间:数量较多,分布均匀。

(3)临床意义:前列腺炎时磷脂酰胆碱小体减少,分布不均,有成簇分布现象;严重者磷脂酰胆碱小体可消失。

七、前列腺颗粒细胞检查

(1)适应证:用于前列腺疾病的辅助诊断。

(2)参考区间:<1/HP。

(3)临床意义:增多见于老年人或前列腺炎。

八、淀粉样小体检查

(1)适应证:用于前列腺疾病的辅助诊断。

(2)参考区间:少量。

(3)临床意义:前列腺液中的淀粉样小体随年龄增长递增,一般无临床意义。

第二节 阴道分泌物检验

一、外观检查

(一)适应证

用于女性生殖系统疾病的辅助诊断、鉴别诊断。

(二)参考区间

白色、糊状,无气味;近排卵期:清澈透明,稀薄似蛋清,量多;排卵期 3 天后:浑浊黏稠,量减少;经前:量增加;妊娠期:量较多。

(三)临床意义

阴道分泌物是女性生殖系统分泌的液体,又称为白带。

1.黄色脓性

见于滴虫性阴道炎、化脓性细菌感染、慢性子宫颈炎、老年性阴道炎、子宫内膜炎和阴道内有异物等。

2.红色血性

见于肿瘤、息肉、子宫黏膜下肌瘤、老年性阴道炎、严重的慢性子宫颈炎和子宫内节育器产生的不良反应等。

3.豆腐渣样

见于真菌性阴道炎。

4.黄色水样

见于子宫黏膜下肌瘤、子宫颈癌、子宫癌和输卵管癌等。

5.大量、无色透明

见于卵巢颗粒细胞瘤或女性激素分泌功能异常。

6.脓血样白带

脓血样白带为阿米巴性阴道炎的特征。

二、pH 测定

(1)适应证:用于女性生殖系统疾病的辅助诊断、鉴别诊断。

(2)参考区间:3.8～4.5。

(3)临床意义:增高见于以下情况。①阴道炎:由于病原微生物消耗糖原,阴道杆菌酵解糖原减少所致;②幼女和绝经期女性:由于缺乏雌激素,阴道上皮变薄,且上皮细胞不含糖原,以及阴道内无阴道杆菌所致。

三、清洁度检查

(一)适应证

(1)用于女性生殖系统疾病的辅助诊断、鉴别诊断。

(2)用于雌激素水平的判断。

(二)参考区间

Ⅰ～Ⅱ度。

(三)临床意义

阴道清洁度是阴道炎症和生育期女性卵巢性激素分泌功能的判断指标。

当卵巢功能低下,雌激素水平降低时,阴道上皮细胞增生较差,阴道分泌物中的阴道杆菌减少,易感染杂菌,使阴道清洁度分度增高。当阴道分泌物清洁度为Ⅳ、Ⅲ度,且有大量病原生物,如细菌、真菌或寄生虫时,见于各种原因的阴道炎。

四、阴道毛滴虫检查

(1)适应证:①用于女性生殖系统疾病的辅助诊断、鉴别诊断;②用于性传播疾病的诊断和监测。

(2)参考区间:阴性。

(3)临床意义:阳性见于滴虫性阴道炎。

五、真菌检查

(1)适应证:①用于女性生殖系统疾病的辅助诊断、鉴别诊断;②用于性传播疾病的诊断和监测。

(2)参考区间:阴性。

(3)临床意义:阳性见于真菌性阴道炎。真菌性阴道炎的阴道分泌物呈凝乳状或"豆腐渣"样。

六、加德纳氏菌检查

(1)适应证:①用于女性生殖系统疾病的辅助诊断、鉴别诊断;②用于性传播疾病的诊断和监测。

(2)参考区间:阴性。

(3)临床意义:阳性见于由阴道加德纳菌(GV)和某些厌氧菌共同引起的细菌性阴道病。除引起阴道病外,尚可引起早产、产褥热、新生儿败血症、绒毛膜羊膜炎、产后败血症和脓毒血症等。寻找阴道分泌物中的线索细胞,是诊断加德纳菌性阴道病的重要指标。

七、淋病奈瑟菌检查

(1)适应证:①用于女性生殖系统疾病的辅助诊断、鉴别诊断;②用于性传播疾病的诊断和监测。

(2)参考区间:阴性。

(3)临床意义:阳性见于淋病患者。

八、衣原体检查

(1)适应证:①用于女性生殖系统疾病的辅助诊断、鉴别诊断;②用于性传播疾病的诊断和监测。

(2)参考区间:阴性。

(3)临床意义:阳性见于沙眼衣原体感染引起的急性阴道炎和子宫颈炎。

九、病毒检查

(1)适应证:①用于女性生殖系统疾病的辅助诊断、鉴别诊断;②用于性传播疾病的诊断和监测。

(2)参考区间:阴性。

(3)临床意义:阳性见于由单纯疱疹病毒(HSV)、人巨细胞病毒(HCMV)、人乳头瘤病毒(HPV)引起的生殖道感染。

十、梅毒螺旋体检查

(1)适应证:①用于女性生殖系统疾病的辅助诊断、鉴别诊断;②用于性传播疾病的诊断和监测。

(2)参考区间:阴性。

(3)临床意义:阳性见于梅毒螺旋体感染所致的梅毒。可引起胎儿死亡或流产。

十一、阴道分泌物五联试验

(一)适应证

用于阴道炎性疾病的辅助诊断、鉴别诊断。

(二)参考区间

干化学酶法 pH 为 3.8~4.5;过氧化氢:阴性;白细胞酯酶:阴性;唾液酸苷酶:阴性;脯氨酸氨基肽酶:阴性;乙酰氨基葡萄糖苷酶:阴性。

(三)临床意义

1.pH

pH>4.5,提示细菌性阴道炎;pH>5,提示滴虫性阴道炎;pH 在 4.0~4.6,

提示真菌性阴道炎。

2.过氧化氢

阴性:表示乳酸杆菌多;阳性:提示阴道环境处于病理或亚健康状态。

3.白细胞酯酶

阳性:表示白细胞多于15/HP,提示有阴道炎。

4.唾液酸苷酶

阳性:提示为细菌性阴道炎。

5.脯氨酸氨基肽酶

阳性:提示为细菌性阴道炎。

6.乙酰氨基葡萄糖苷酶

阳性:若同时 pH≥4.8,提示滴虫感染;若同时 pH≤4.6,提示真菌感染。

第三节　关节腔积液检验

一、理学检查

关节腔积液理学检查主要包括肉眼观察颜色、透明度、黏稠度及做凝块形成试验。

(一)颜色

正常关节液呈淡黄色或无色,且清澈。关节液呈红色和棕色是因有新鲜或陈旧性关节出血,或与关节穿刺术引起损伤有关,或与损伤滑膜疾病相关,如关节骨折、肿瘤、创伤性关节炎。采样时发现关节液内血量少,或观察到关节液里有少量血,提示操作过程引起创伤。有些关节病(如关节炎)时,关节液会呈绿色或脓状。有些疾病,如结核性关节炎、系统性红斑狼疮,关节液可呈乳白色。

(二)透明度

多种物质会影响关节液透明度,如白细胞、红细胞、滑膜细胞、结晶、脂肪颗粒、纤维蛋白、细胞碎片、米粒样小体和尿黑酸。关节腔积液浑浊多表明可能存在微生物、白细胞或结晶等。通过镜检可鉴别这些引起关节液浑浊的物质。有些甚至肉眼也可见。米粒样小体是白色、悬浮的、由胶原纤维组织构成,形似发光的米粒、体积差异较大。多种关节炎都可见米粒样小体,但在类风湿关节炎中最多见。尿黑酸是黑色粉末状颗粒,见于褐黄病性关节病,是尿黑酸尿症的特征,这些黑色粉末状颗粒侵蚀软骨并进入关节液。

(三)黏稠度

关节液含高浓度透明质酸,因此其黏稠度比水高。滑膜细胞分泌这种高分子聚合物是由两个双糖单位组成的大型多糖类,可起到润滑关节作用。炎症时,中性粒细胞透明质酸酶和一些细菌(如金黄色葡萄球菌、化脓性链球菌、产气荚膜梭菌)都可水解透明质酸。此外,部分疾病会抑制滑膜细胞分泌透明质酸。

可通过观察关节液从采集针筒中推出时的拉丝长度来评估其黏稠度。正常关节液一滴就可拉出 4 cm 长黏丝,如不到 4 cm,或性状呈不连续水滴样,则认为黏稠度异常偏低。对黏稠度更精确检测的临床意义不大。低黏度可见于炎症性关节炎。

过去认为黏蛋白凝块形成试验可显示透明质酸含量,是一种间接评估黏稠度的方法,但该试验已被更精确方法取代。

(四)凝块形成试验

关节液发生自凝说明存在异常纤维蛋白原。纤维蛋白原分子量大(340 000),不能通过正常滑膜。穿刺创伤或病理情况下,血液中纤维蛋白原进入关节液,引起凝块形成。为防止凝块影响镜检,采集后关节液标本应使用肝素或液体EDTA抗凝。

二、显微镜检查

关节腔积液显微镜检查,对细胞计数、分类,以及结晶识别尤为重要。区分炎症性和非炎症性关节病和确定特定性疾病均有极大价值。关节腔积液细胞学检查可早期诊断炎症性疾病、快速诊断急性关节病,尤其临床鉴别诊断急性化脓性关节炎和急性结晶性关节病。

使用血细胞计数板可对充分混匀的、未经稀释处理的关节液进行手工显微镜检查。如关节液非常浑浊,须用 0.85% 的生理盐水或透明质酸缓冲液对其进行稀释。不可使用乙酸,会引起透明质酸形成黏蛋白凝块,使血细胞聚集,影响镜检。因关节液黏稠度高,计数前要让标本在血细胞计数板上静置一段时间,使细胞稳定。可使用透明质酸缓冲液来稀释标本,以降低黏稠度,使细胞均匀分布在计数池内。

为鉴别关节液细胞应进行染色。可使用细胞离心机浓缩关节腔积液细胞,涂片经特殊染色可评估不同类别细胞。细胞涂片制备推荐方法:将关节腔积液用无菌生理盐水稀释成细胞 400 个/微升,100 mL 悬浮液置入滤纸和玻片离心室,80 rpm,离心 30 分钟,玻片上形成干/湿单层细胞。空气干燥后甲醇固定至少 5 分钟。稀释液可用于显微镜细胞计数,同时,还可除去透明质酸钠,以免染色时遮掩细胞,使背景减少、染色更清晰。单层细胞固定后用吉姆萨或其他方法染色。如诊断为化脓性关节炎,则有必要用革兰氏染色。

湿片制备检查单层染色细胞:随计算机成像技术发展,细胞计数更为准确。如有核细胞用吖啶橙溶液染色,取 20 μL 细胞悬液充入一次性塑料计数板,后者置于仪器上,使用紫外光照射,获取成像并自动计数,较手工法计数快速、准确。

(一)细胞计数

正常情况下,关节液中红细胞计数＜2 000 个/微升。血性积液含大量红细胞,外观红棕色,有些是采样过程引起的。红细胞数量过多时,可用低渗盐水(0.3％)稀释标本,因其可选择性地溶解红细胞,保留白细胞,而不影响白细胞计数和分类计数。

正常关节液中白细胞计数＜200 个/微升。计数白细胞可评估炎症程度。关节腔积液有核细胞增高是炎症的主要指标。白细胞＜500 个/微升,认为非炎症性关节病,而白细胞＞1 500 个/微升,表明为炎症性关节病。细胞数在两者之间,如中性粒细胞计数＞50％为炎症性,如中性粒细胞计数＜50％则为非炎症性。白细胞＞2 000 个/微升常与细菌性关节炎有关,白细胞增多也与急性痛风性关节炎、类风湿关节炎有关。所以,白细胞计数对特定疾病诊断价值很有限。

(二)分类计数

关节腔积液与其他体液的细胞学分析有 3 点不同:首先,滑膜关节极少受原发肿瘤影响;其次,关节腔积液显微镜检查,许多诊断特征非细胞性,而是颗粒性如软骨、结晶和关节置换后磨损;第三,诊断信息主要来自各细胞类型识别及其数量变化。

滑膜上有两种滑膜细胞。关节细胞在滑膜上排列松散,不同于其他内衬膜,没有基底膜,相邻细胞没有桥粒连接。关节细胞下是薄薄的结缔组织层,含大量血管、淋巴管、神经和许多单个核细胞。

浓缩关节液通常采用细胞离心机制片,比常规离心技术能更好保留细胞形态。正常关节液中约 60％白细胞是单核细胞或巨噬细胞,约 30％是淋巴细胞,约 10％是中性粒细胞。分类计数的临床价值有限,因细胞比例在病程中及疾病各阶段中会发生变化。

1.中性粒细胞

炎症性关节病和关节内出血;化脓性关节炎中性粒细胞的比例>95%,细胞计数>30 000个/微升时,即使未见微生物,也有诊断性。无论细胞总数多少,中性粒细胞>80%与细菌性关节炎和痛风相关。类风湿关节炎早期可见淋巴细胞比例增加,后期以中性粒细胞为主。

2.淋巴细胞

可为典型小淋巴型,在炎症性关节炎约占10%,在风湿病表明长期预后较好。如同时见到狼疮细胞,强烈提示系统性红斑狼疮。转化中的淋巴细胞体积可达30 μm,核质比例约为1:1。

3.单核(巨噬)细胞

可见于所有类型关节炎,在非炎症性关节炎最常见,出现结晶时,特别是一些骨关节炎,或置换关节的分解,有核细胞计数很高,以巨噬细胞为主;其次,应疑为病毒性关节炎。巨噬细胞伴嗜酸性粒细胞,表明关节出血缓解。吞噬细胞的单个核细胞(cytophagocytic mononuclear cells,CPM)吞噬凋亡的中性粒细胞,是关节去除中性粒细胞的主要途径。然而,在血清阴性脊柱关节病时,可见有核细胞计数,中性粒细胞<50%。此组疾病包括周围关节炎相关疾病,如银屑病、炎症性肠病、白塞病和强直性脊柱炎;如中性粒细胞>50%,出现CPM,为反应性关节炎,与关节外特别是胃肠道和泌尿生殖道感染相关的单关节病。此型也见于儿童全身性病毒性疾病后,如CPM>5%则可诊断血清阴性脊柱关节病,CPM未见于类风湿疾病。

4.嗜酸性粒细胞

增加(>2%)与多种疾病相关,最常见于关节内出血、关节病及药物注射变态反应如人工关节腔积液;以及风湿热、寄生虫感染、转移癌、莱姆病、关节摄片后和放疗后。

5.狼疮细胞(lupus erythematosus cell,LE)

此细胞吞噬胞质含核物质的包涵体,并不少见,但与血液中所见并无相同意义。然而,如关节腔积液淋巴细胞增多,强烈提示系统性红斑狼疮。

6.滑膜细胞

滑膜组织的组成,内层为滑膜细胞,为1~3个细胞的厚度,内层下为结缔组织、血管、淋巴管和神经,并混合有外部关节囊的纤维组织。滑膜液衬里细胞呈不连续分布,其间充满独特理化性质的底物。滑膜组织没有基底膜。滑膜上有两种滑膜细胞。最常见细胞有吞噬功能和合成降解酶功能(如胶原酶),另一种细胞合成透明质酸(含 2％蛋白质的黏多糖)。电镜下,A 型细胞具有丰富高尔基复合体、大量空泡、胞饮泡和丝状伪足,可产生具润滑作用的透明质酸;B 型细胞具有丰富内质网,不常见。

A 型滑膜细胞功能为巨噬细胞,胞体＞20 μm,胞质常有空泡,核小,约为细胞的 20％。B 型滑膜细胞为成纤维细胞,参与专门的基质物质如透明质酸的生成,约 20 μm,胞质嗜碱性点彩样,周边淡嗜酸性,胞核占 20％～50％。最常见于血清阴性的关节病。

7.肥大细胞

可见于大多数关节病,最常见于血清阴性脊柱关节病和创伤相关的非炎症性关节病。

8.肿瘤细胞

原发性关节肿瘤特别罕见,但有关节腔积液细胞形态改变。关节腔积液偶见白血病细胞。肿瘤浸润关节甚少见,有时可见细胞有丝分裂,但无论有丝分裂形态如何怪异,通常无诊断或预后意义。

9.类风湿细胞

可用薄湿片检查类风湿细胞。此细胞为胞质内含折射球形物,可随显微镜聚焦不同呈黑色到绿色变化。原认为是类风湿疾病的一个标志物,随着治疗改善,现不常见到此类细胞。类风湿细胞计数,按湿片法有核细胞计数百分率报告;如＞90％,则强烈疑似化脓性关节炎。

关节腔积液检查还可见溶血引起的细胞内含铁血黄素颗粒、骨关节炎时的多核软骨细胞等。

(三)结晶检查

关节液镜检的一项重要工作是查找结晶。识别关节病出现特征性结晶有助于快速诊断。关节液标本应放置于室温,采集后应尽快送检,因温度和 pH 改变会影响结晶形成和溶解。镜检前延误时间太长会导致白细胞数减少(细胞溶解),并降低白细胞对结晶吞噬作用。偏振光显微镜可区分结晶类型,针状尿酸钠结晶见于痛风,焦磷酸钙结晶与假痛风有关。

1.涂片制备

关节液可通过细胞离心机制片或湿片进行镜检。细胞离心机制片有许多优点。首先,细胞离心可使体液成分聚集在玻片上很小一块区域,可提高含结晶量少的标本检出率,并增加仪器回收细胞灵敏性。其次,制片可长久保存,用于镜检、示教及能力评估。最后,对经染色或未染色的细胞离心涂片采用偏光镜镜检,其结晶外观和双折射比湿片中观察到的更典型。唯一缺点是成本较高。

手工制作涂片时将 1 滴关节液滴在无乙醇玻片上,加 1 块盖玻片,标本应充满盖玻片覆盖区域,标本量过多会引起盖玻片浮动。盖玻片边缘可用指甲油或石蜡封住,防止液体蒸发,为充分镜检做好时间上的准备,并增强生物安全性,因关节腔积液有潜在感染性。

有观察背景的对照对识别形态帮助很大。如在黑色下,易发现软骨碎片。很重要的是,见到纤维蛋白凝块多次出现,而非游离关节腔积液中。第二次制片应更薄一些,避免颗粒干扰,并仅数微升关节腔积液。如使用盖玻片,则可见类风湿细胞胞质内的包涵体。筛检结晶时,玻片中应包括纤维蛋白和其他颗粒,因这些微小凝块常含有结晶,即使周围可能无液体和细胞。

对关节液涂片镜检依赖于检验人员专业技术,以保证关节液结晶正确鉴别。这项检查很有必要,理由为:①不同疾病结晶数量差距很大(如有的疾病只有少量结晶);②不同结晶形态可能很相似,区分有难度;③游离结晶可能被纤维蛋白或细胞碎片包裹,易被忽视;④许多人为污染物也有双折光性,须正确识别。此外,感染性关节炎和晶体性关节炎检查结果很相似,所以镜检结晶是鉴别疾病的重要方法。

可直接用偏光镜和补偿偏光镜对涂片镜检。偏光镜下有双折光物质在黑色背景下呈现光亮。不同物质双折光强度也不同。如单钠尿酸盐结晶和胆固醇结晶的双折光很亮,比焦磷酸钙结晶更易识别。使用偏光镜可根据结晶与偏光方向平行还是垂直,以及所呈颜色不同,来鉴别和区分负性双折射和正性双折射。

2.特征性结晶

(1)单钠尿酸盐结晶:关节液中单钠尿酸盐结晶(monosodium urate,MSU)提示痛风性关节炎。急性期位于白细胞内,可使胞质肿胀,呈细针样、细杆状结晶,或丛集的结晶呈中心放射状,沙滩球样。也有游离的结晶被纤维蛋白包裹。偏光镜下,发出强烈的双折射,在黑色背景下呈现光亮。加红光补偿或全波后,尿酸盐结晶方向与偏光方向平行时呈黄色,与偏光方向垂直时呈蓝色。据此特性与其他形状相似的结晶(如 EDTA 结晶、醋酸倍他米松结晶)相鉴别。结晶常常被细胞吞噬,成为细胞内含物。如 WBC >1 500 个/微升,诊断为急性痛风,如白细胞<1 000 个/微升,则诊断为间歇性痛风。

(2)焦磷酸钙结晶:许多关节病与焦磷酸钙结晶(calcium pyrophosphate dehydrate,CPPD)相关。此病(常称假痛风或软骨钙化症)与关节软骨钙化相关,包括退行性关节炎、关节炎联合代谢性疾病(如甲状腺功能减退、甲状旁腺功能亢进、糖尿病)。CPPD 结晶与 MSU 结晶有许多不同,焦磷酸钙结晶体积更小,棒状不尖细,常呈斜长方形或立方形。用补偿偏光镜观察,CPPD 结晶呈弱正性双折射,颜色与 MSU 结晶相反。CPPD 结晶方向与偏光方向平行时呈蓝色,与偏光方向垂直时呈黄色。如白细胞>1 500 个/微升时,可见于假痛风,而白细胞<1 000 个/微升时,则见于骨关节炎。如在<50 岁患者中确定为假痛风,则应排除系统性代谢性疾病如甲状腺功能减低症、血色素病或低镁血症。MSU 和 CPPD 两种结晶如同时存在见于混合型关节病。

(3)胆固醇结晶:胆固醇结晶最好鉴别方式是对湿片或未经染色涂片镜检,因瑞氏染色会使胆固醇结晶溶解。胆固醇结晶扁平状、形状为有缺角矩形。但关节液中也曾观察到类似于 MSU 和 CPPD 结晶类似的针状和偏菱形胆固醇结晶。偏光镜下其双折射会随晶体厚度而变。胆固醇结晶与慢性感染(如类风湿关节炎)相关,没有特异性诊断价值,慢性病时也存在于其他体腔体液中。

(4)羟基磷灰石结晶:罕见于关节腔积液。羟基磷灰石结晶位于白细胞内,体积非常小、细针状、无双折射性,须使用电镜观察。羟基磷灰石结晶与钙沉积类疾病相关统称为磷灰石关节病。磷灰石是骨的主要成分,软骨中也有。羟基磷灰石结晶可诱导急性炎症反应,与 MSU 结晶和 CPPD 结晶相似。

(5)类固醇结晶:关节内注射类固醇后,可连续数月在关节液内找到类固醇结晶。类固醇结晶形态上与 MSU 或 CPPD 结晶类似,但双折射相反。可使用醋酸倍他米松结晶作为镜检质控品,与 MSU 结晶形态上最相近,呈负性双折射。类固醇结晶没有临床意义,只是显示过去关节处注射过药物。

(6)人为污染物:关节液中许多人为污染物在偏光镜下有双折光性,须区分人为污染物和结晶。双折光性污染物包括抗凝剂形成结晶、手套中淀粉颗粒、软骨和假肢碎片、胶原纤维、纤维蛋白和灰尘。有经验检验人员可凭借不规则或模糊的形态来辨别人为污染物。注意抗凝剂(如草酸钙、粉末状 EDTA)形成结晶在采样和储存后会被白细胞吞噬。只有肝素或液体 EDTA 不会形成结晶,可作为关节液抗凝剂。

抽吸关节腔积液时,滑膜绒毛可进入关节。在骨关节炎,滑膜绒毛形成蕨状或叶状。镜检分析可识别个体假体失效。假体磨损典型特征是出现塑料成分碎片或缠结,通常是由超高分子量聚乙烯塑料成分组成。粒子可见折射、有时双折射,通常在纤维蛋白凝块内。

三、病原体检查

关节腔积液病原体检查主要包括微生物革兰氏染色和培养。

(一)微生物检验

1.革兰氏染色

为帮助诊断关节病,常规检测方法包括革兰氏染色和微生物培养。革兰氏染色显微镜下可直接观察细菌或真菌。革兰氏染色结果阳性,可快速为临床诊断提供信息。大多数关节液感染微生物是细菌,且源于血液。其他微生物还包括真菌、病毒和分枝杆菌。革兰氏染色结果敏感性取决于感染微生物。感染率为葡萄球菌约75%,革兰氏阴性菌约50%,淋病奈瑟菌约40%,是通过革兰氏染色鉴别。其他与感染性关节炎相关细菌,包括化脓性链球菌、肺炎链球菌和流感嗜血杆菌。

2.微生物培养和药敏试验

无论革兰氏染色结果如何,关节液标本应行微生物培养。大多数细菌性关节炎培养结果是阳性的。采样须谨慎并使用新鲜采集关节液标本,使微生物复苏繁殖。如疑为真菌、分枝杆菌和厌氧菌感染,应使用特殊培养基。临床医师与检验人员的沟通很关键。微生物培养可指导抗菌治疗。如未见微生物,也不排除感染;可能之前因使用抗生素治疗而抑制细菌之故。现不常使用抗酸杆菌涂片及培养诊断结核病,而用分子生物学方法检测结核分枝杆菌,比传统培养更灵敏、更特异。

关节化脓可危及生命,细菌可从术后感染关节播散进入血循环,或可导致潜在致命性败血症。关节腔积液经细胞离心机离心后,用显微镜仔细检查,可识别87%临床感染性关节炎的微生物。研究表明,只有2%炎性关节病为化脓性,故只有败血症临床指证较强,实验室关节腔积液检查才可能有所发现。应注意,炎性关节腔积液合并类胆红素结晶表明关节内长期化脓。

(二)分子生物学方法

使用聚合酶链反应(polymerase chain reaction,PCR)分子生物学方法,目前用于鉴别难以用常规方法检测的微生物,如引起莱姆关节炎的伯氏疏螺旋体,引起结核性关节炎的结核分枝杆菌。

四、化学与免疫学检查

关节液中可检测的化学成分很多,但对临床诊断有价值的并不多。无论关节是何种病变,有些物质(如尿酸)在血浆和关节液中浓度相同,常对血浆进行检测。而有些关节病部分分析物(如葡萄糖)血浆和关节液中浓度不同。对此类疾病,检测血液和关节液浓度差值对诊断和鉴别诊断有帮助。目前,对关节液中脂类(胆固醇、甘油三酯)和酶类检测临床意义不大,因此很少开展。

在关节液检验中,葡萄糖、尿酸、乳酸、脂类(胆固醇和甘油三酯)、蛋白质和各种酶成分的化学分析可能有助于对特定病例的诊治。除非炎症性关节积液外,总蛋白质水平均超过 30 g/L,所以总蛋白质诊断和预后临床价值不大。因此,不推荐对关节积液中总蛋白质水平进行检测。

(一)葡萄糖

与脑脊液一样,对关节积液葡萄糖水平与同期血清/血浆水平作对比相当有效。餐后血浆与关节液间重新恢复动态平衡需几小时。在动态平衡状态下,关节液葡萄糖水平在 5.5 mmol/L(100 mg/dL)或略低于血浆水平。正常关节腔液葡萄糖略低于血葡萄糖,而炎症和感染明显降低。通常,非炎症性和出血性关节病变(如骨关节炎、色素沉着绒毛结节性滑膜炎、外伤、血管瘤等)关节液葡萄糖水平在 5.5~11.1 mmol/L(100~200 mg/dL),或相应略低于同时检测血浆水平。炎症性关节病中关节液葡萄糖水平为 0~22.2 mmol/L(0~400 mg/dL),低于血浆水平,感染或由结晶引发的关节病的关节液葡萄糖水平在 11.1~55.5 mmol/L(200~1 000 mg/dL)和0~44.4 mmol/L(0~800 mg/dL),相应低于同期血浆水平。

关节液和血浆葡萄糖检测并非常规检测,当怀疑感染性或结晶引发关节病时,革兰氏染色检测呈阴性或未检出结晶,检测其葡萄糖水平可能有助于鉴别诊断。需引起重视的是,因白细胞分解反应会引起检测值略低现象,关节液葡萄糖水平检测应在 1 小时内完成。如血清和关节液中葡萄糖水平差距在 11.1~13.9 mmol/L(200~250 mg/dL)甚至更大,表明可能出现了上述病变中某种情况。在细菌培养结果出来前,应考虑针对细菌性感染的治疗手段。

要评估关节液葡萄糖浓度,必须在采样时,同时采集血液。正常情况下,空腹血糖和关节液葡萄糖浓度应相同。也就是说,血糖和关节液葡萄糖差值应<5.5 mmol/L(<100 mg/dL)。因体内达到动态平衡需时间,所以不空腹情况下,血糖和关节液葡萄糖差值可>5.5 mmol/L(>100 mg/dL)。

发生关节病时,关节液葡萄糖浓度降低,血糖和关节液葡萄糖差值加大。非炎性和出血性关节病,血糖和关节液葡萄糖差值<11.1 mmol/L(<200 mg/dL)。当差值>11.1 mmol/L(>200 mg/dL)时,提示炎性关节炎或化脓性关节炎。

非空腹时检测,如关节液葡萄糖浓度低于血糖浓度一半时,认为关节液葡萄糖浓度过低。

关节液葡萄糖浓度检测须在采样后1小时内完成,如在规定时间内不能完成检测,应将标本放置在氟化钠抗凝管。以免白细胞对糖分解引起检测值假性减低。

(二)尿酸

通过镜下对针状尿酸盐结晶进行确认,对痛风诊断相当可靠。对关节炎检验不仅在小型实验室不常见,在没有合适显微镜设备(有红光补偿偏振光显微镜)的实验室也同样少见。此外,检验人员缺少结晶识别技术和经验。即使由结晶引发关节炎,镜检也可能为阴性。关节液结晶检测需在室温中操作。某些报道建议,冷藏能提高检测率,但也有些研究反对,认为此手段针对痛风确诊并不可靠。有关节液结晶检测质量调查发现,约21%标本未检出尿酸盐,定量尿酸分析可能有助于某些痛风诊断验证。

血清中尿酸水平常会反映关节液尿酸水平,早期研究发现,在伴有痛风关节积液中尿酸盐浓度基本与血清尿酸盐浓度一致。但也有其他研究发现,痛风患者关节液中尿酸水平通常会超过血清尿酸水平,因此,尿酸水平是一个更佳标志物。Beutle等认为,关节液中尿酸盐水平相比血清高,很大程度上反映晶体在关节中溶解情况。

关节液和血浆尿酸浓度基本相同,因此血浆尿酸水平增高,结合患者症状,医师就能确诊痛风。痛风时关节液常含单钠尿酸盐结晶,镜下未检出结晶,血浆或关节液尿酸检测很重要。须注意许多痛风患者血浆尿酸不增高。

(三)乳酸

早期研究发现,单关节化脓性关节炎相比非化脓性关节炎,关节液中乳酸水平常会增高。Brook等在一项27例非淋病奈瑟菌性化脓性关节炎研究中发现,平均乳酸浓度为112 mmol/L(约为参考区间40倍),在45例炎症性关节炎和关节退变病中平均乳酸浓度仅为3.4 mmol/L。在12例淋病奈瑟菌性化脓性关节炎中均值(2.7 mmol/L)是正常的,这一结果也被其他研究证实。同样,Borenstein等研究发现,除淋病奈瑟菌病变外,其他所有化脓性关节炎的关节液乳酸水平超过25 mmol/L(参考区间9~10倍)。当关节液乳酸水平超过11.2 mmol/L(参考区间4倍)时,大部分病变都能被确诊。

近期研究证实了早期研究,关节液乳酸水平检测是一种针对细菌性关节炎快速、可靠的诊断检测。如 65 例关节液细菌培养阳性病例进行乳酸分析,发现其均值为 13.5 mmol/L,而细菌培养阴性病例中均值为 5.5 mmol/L。因此,一旦均值超过 9 mmol/L,细菌性关节炎概率非常高,并建议尽快予以治疗。

关节液乳酸浓度增高认为是滑膜糖无氧酵解引起。炎症时对能量需求增加,会发生组织缺氧。关节液乳酸浓度检测操作简单,临床用途不明。目前认为,有些关节病,特别是化脓性关节炎的关节液乳酸水平明显增高。淋病奈瑟菌性关节炎乳酸水平正常或偏低。虽研究很多,但关节液中乳酸定量检测的临床价值不明。

(四)总蛋白

正常关节液总蛋白浓度约为血浆总蛋白浓度 1/3。关节液蛋白量增高是因滑膜渗透性改变或关节内蛋白合成增加。许多关节病(如类风湿关节炎、结晶性关节炎、化脓性关节炎)蛋白浓度常会增高。关节液蛋白检测对关节病鉴别或对其预后意义不大。关节液总蛋白浓度增加仅提示关节有炎症。所以,关节液蛋白测定不必作为常规检测。

(五)脂类(胆固醇和甘油三酯)

关节液中普遍存在各种脂类物质,其浓度明显低于血浆中脂类物质。实际上,脂蛋白测定均值约为血浆中 40%。在出现炎症和晶体性关节炎(如类风湿性关节炎、系统性红斑狼疮、痛风)时,脂类水平明显高于非炎症性关节炎(如骨关节炎)。脂类溢出大致分为 3 种情况:①高胆固醇;②高脂类微粒;③乳糜型。

Viilari 等对 30 例类风湿关节炎患者胆固醇和甘油三酯水平进行检测,发现胆固醇均值为(1.063±0.313)g/L(为血清均值的 51%),甘油三酯均值为(0.283±0.115)g/L(为血清均值的 35%)。实际上,关节液中胆固醇水平从血清胆固醇水平增高到 26 g/L 水平(血清 10～15 倍)。

乳糜型关节积液很少伴类风湿关节炎、系统性红斑狼疮、外伤、丝虫病和胰腺炎(胰腺炎关节炎综合征)。但这些积液渗出可能会出现化脓,白细胞计数仅轻微增高。此时,甘油三酯定量可确定积液渗出类型,因水平可达血清 2～3 倍。在类风湿关节炎患者中,化脓性关节积液同样可能伴高胆固醇积液溢出。

(六)酶

在不同关节炎中对乳酸脱氢酶(lactate dehydrogenase,LDH)、天冬氨酸氨基转移酶、酸性磷酸酶(acid phosphatase,ACP)、碱性磷酸酶、γ-谷氨酰基转移酶、腺苷脱氨酶(adenosine deaminase,ADA)、溶菌酶和胞核嘧啶核苷脱氨酶已有长期研究。目前,对关节液中酶的检测常认为不具临床价值,部分研究发现,部分酶的检测有助于预测关节炎程度和判断预后。

Pejovic 等对类风湿关节炎患者血清和关节液中 LDH 及同工酶进行检测,发现 LDH 在400～700 U/L 水平相当于中度病变,超过 750 U/L 表明出现重度炎症。因中性粒细胞富含 LDH4 和 LDH5 两种同工酶,重度炎症与轻度炎症相比,这些同工酶含量显著增高。

Messieh 曾对关节液中 LDH 活性有助于无菌性关节置换术聚乙烯磨损术前评估的可能性进行研究,发现关节液 LDH 水平可用于关节炎标志。在使用 LDH 作为关节炎标志物研究发现,在膝关节造型术失败病例中,相比于封闭膝盖骨关节炎,其 LDH 水平有明显增高,LDH 可作为正在进行关节造型术患者有用的预后指标。

研究发现,类风湿关节炎患者 ACP 水平增高。Luukkainen 等人研究了30 例膝关节水肿类风湿关节炎患者,对 15 例关节液检测,发现总蛋白和 ACP 水平增高预示预后较差。对29 例腐蚀性类风湿关节炎患者长达 7 年半跟踪研究发现,ACP 水平增高在受类风湿影响的关节中预后较差。在一项独立研究,对82 例关节炎患者关节液中 ACP 进行检测,其中 39 位腐蚀性类风湿关节炎呈血清阳性,其他43 位呈阴性。阳性患者组平均关节液水平为 11.6 U/L,而阴性患者组平均关节液水平为 6.5 U/L。研究证明,ACP 是类风湿关节炎严重程度和预后判断非常有效标志物。

ADA 也常在不同关节病变中测出,如关节液 ADA 活性在类风湿关节炎、反应性关节炎和骨关节炎患者中进行检测,其中 ADA 活性最高值出现在类风湿关节炎,在反应性关节炎患者 ADA 活性也会增加,比类风湿关节炎患者偏低。与正常对照相比,骨关节炎患者 ADA 活性未明显增高。研究者对98 位不同原因关节渗出患者进行 ADA 活性检测,同骨关节炎相比,在类风湿关节炎、慢性血清阴性多关节炎、幼年型关节炎和反应性关节炎患者中,ADA 活性显著增高。研究者认为,关节液 ADA 活性结合一般病症,可提供判断关节病中炎症程度的一个补充手段。但 ADA 在临床实验室内很少检测,因为 LDH 和 ACP 两者普遍存在,所以某些病例作为关节炎程度和预后评价标志更为有用。

(七)pH

通常,关节液 pH 和动脉血相同。炎症性关节积液中,由于葡萄糖利用增加,乳酸浓度增高,氢离子浓度增加。pH 下降与白细胞计数呈负相关。临床上,pH 检测不能为患者诊断和治疗增加更多信息,近期研究不推荐检测 pH。

五、关节腔积液检验与疾病诊断

关节腔积液首选检验为理学检查、显微镜检查和微生物学检查。其中,理学检查包括观察积液量、外观和黏稠度,病理情况下通常液体量会增多、黏稠度会减低、外观呈黄色、白色、红色浑浊;显微镜检查可发现与疾病相关特征性细胞,如类风湿细胞、Reiter 细胞和 LE 细胞等,最重要的检查是偏光镜下观察各类病理性结晶,若出现尿酸单钠、二水合焦磷酸钙结晶等常用于痛风和假痛风诊断;微生物涂片和培养常见致病菌包括链球菌、葡萄球菌、大肠埃希菌和厌氧菌等。

次选检验为化学检查和免疫学检查等。其中,化学检查血浆与关节液葡萄糖差值增大常提示炎症性病变,乳酸增高可用于细菌性关节炎诊断,尿酸增高常有助于痛风诊断,LDH 增高是关节炎标志物,是评价关节成形术预后指标,ACP 增高能反映类风湿关节炎严重程度和预后差,ADA 增高与关节病活动性和严重程度相关。免疫学检查包括流式细胞术对调节性 T 细胞免疫表型分析和抗原特异性细胞特征分析,比浊法或化学法测定 C3、C4 和 CH50,补体活性减低与类风湿关节炎和系统性红斑狼疮等疾病有关。

关节腔积液(滑膜积液)检验主要用于诊断关节因疼痛和/或肿胀等症状所致的各种炎症性、非炎症性关节炎等。关节腔积液分析包括一组基本试验,根据其结果可进一步选择有关试验。基本试验主要是理学检查,主要用于评价关节腔积液外观;化学检查,检测关节腔积液部分化学成分的变化;显微镜检查,对可能存在的细胞和结晶进行计数或识别;微生物检查,主要是检测感染性疾病可能存在的微生物。关节腔积液性疾病可主要分为以下 4 大类。①感染性疾病:由细菌、真菌或病毒引起,可能源于关节或由人体其他部位播散至关节,包括急、慢性化脓性关节炎;②出血性疾病:出血性疾病和/或关节损伤可导致关节腔积液出血,如血友病或血管性血友病;③炎症性疾病:如导致结晶形成和积聚的痛风结晶(有针状尿酸结晶和假痛风),引起关节炎症如滑膜炎,其他免疫应答性关节炎,如对自身免疫性疾病的反应,包括类风湿关节炎、系统性红斑狼疮;④退行性疾病:如骨关节炎。

(一)常见关节炎和关节病分类

关节炎和其他关节病很常见,实验室对关节液检测有助于临床对这类疾病的诊断与分类。常见关节炎和关节病分为 4 大类:非炎性、炎症性、化脓性和出血性,分类有助于鉴别诊断。须注意几点:①不同类型部分内容有重叠;②可同时患几种关节病;③检测结果会随疾病不同阶段而变。此分类原则只是为临床评估和诊断关节病提供大致方向。关节液中发现微生物(化脓性关节炎)或结晶(结晶性关节炎)时,则可明确诊断。

在各种病因引起急性关节炎的鉴别诊断中,关节腔积液检查结果的变化情况见表 5-1。

表 5-1　急性关节炎关节腔积液检查结果

疾病	白细胞	补体活性	类风湿因子	结晶和其他
急性痛风	增高	增高	阴性	单钠尿酸盐结晶
急性软骨钙质沉着症	增高	增高	阴性	焦磷酸钙结晶
Reiter 综合征	明显增高	明显增高	阴性	出现巨噬细胞
类风湿关节炎	增高	减低	阳性	
青年型类风湿关节炎	增高	减低	阴性	出现大量淋巴细胞、反应性淋巴细胞
系统性红斑狼疮	明显减低	明显减低	不定	出现 LE 细胞
银屑病、强直性关节炎、溃疡性关节炎	增高	增高	—	—

(二)炎症性和非炎症性关节腔积液诊断

炎症性和非炎症性关节腔积液诊断流程见图 5-1 和图 5-2。

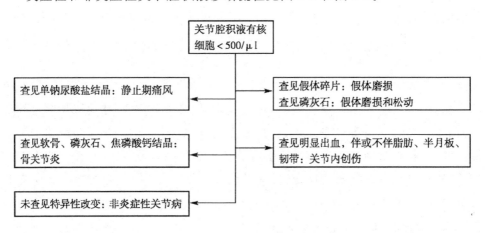

图 5-1　非炎症性关节腔积液诊断流程

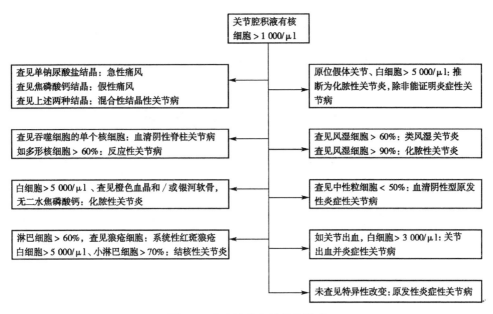

图 5-2 炎症性关节腔积液诊断

第六章

血脂及脂蛋白检验

第一节 血 脂 测 定

临床血脂测定时,要特别重视试剂的合理选择和应用,并且应使测定结果符合一定要求,达到所规定的技术目标。此外,还要注意基质效应对测定结果的影响。所选择的测定方法应具有良好的精密度与准确度、灵敏度和检测范围,特异性好,试剂稳定等特点。

一、总胆固醇测定

(一)生理与生物化学

人体胆固醇除来自食物外,还可在体内合成,提供内源性胆固醇的 90%。胆固醇的主要功能有:胆固醇是所有细胞膜和亚细胞器膜上的重要组成成分;是胆汁酸的唯一前体;是所有类固醇激素,包括性腺和肾上腺激素的前体等。血浆胆固醇在低密度脂蛋白(LDL)中最多,其次是高密度脂蛋白(HDL)和极低密度脂蛋白(VLDL),乳糜微粒(CM)中最少。血浆胆固醇包括脂化型胆固醇(CE)和游离型胆固醇(FC),分别约占 70% 与 30%,两者合称为 TC。换句话说,TC 是指血液中各脂蛋白所含胆固醇之总和。

(二)检测方法

血清 TC 测定一般可分为化学法和酶法两大类。化学法一般包括抽提、皂化、毛地黄皂苷沉淀纯化和显色比色 4 个阶段。其中省去毛地黄皂苷沉淀纯化步骤的化学抽提法——ALBK 法为目前国际上通用的参考方法。国内由北京老

112

年医学研究所生化室建立的高效液相层析法也推荐作为我国 TC 测定的参考方法。化学法曾在很长一段时间内、在临床常规使用,但由于操作复杂,干扰因素多,现多已不用,而由酶法代替。

目前建议酶法如胆固醇氧化酶-过氧化物酶-4-氨基安替比林和酚法(CHOD-PAP 法)作为临床实验室测定血清 TC 的常规方法。此法快速准确,标本用量小,适合在自动生化分析仪上进行批量测定。

TC 测定一般采用静脉血,分离血清或血浆(EDTA 抗凝)后进行测定;特殊情况如体检筛查时也可用末梢血(指血)。对于 TC 测定,建议:不精密度≤3%,不准确度≤±3%,总误差≤9%。酶法测定血清 TC 的其他方法性能:①显色剂用酚时,TC 5.17 mmol/L 时的吸亮度 $A_{500\,nm}$ 0.30～0.35,故 $A_{500\,nm}$=0.005时的 TC 浓度约为 0.08 mmol/L。②血清与酶试剂用量之比为1∶100时,测定上限为13 mmol/L,过高地提高血清用量的比例,会使测定上限降低。③血清中多种非胆固醇甾醇(正常人血清中约占 TC 的 1%)会不同程度地与本试剂显色。④血红蛋白含量高于 2 g/L 会引起正干扰,胆红素>0.1 g/L(100 μmol/L)时有明显负干扰;血中抗坏血酸与甲基多巴浓度高于治疗水平时也使结果偏低。⑤在37 ℃反应到达终点时间 37 ℃不应超过 5 分钟。

(三)参考区间

成人为 2.85～6.22 mmol/L(110～240 mg/dL)。我国新修订的《中国成人血脂异常防治指南》TC 切点的制定与美国国家胆固醇教育计划(NCEP)成人治疗专家组第 3 次报告(ATPⅢ)中的标准基本一致:TC<5.18 mmol/L(200 mg/dL)为合适水平,5.18～6.18 mmol/L(200～239 mg/dL)为边缘升高,≥6.22 mmol/L(240 mg/dL)为升高。临床上以往习惯以 TC≥6.5 mmol/L(250 mg/dL)为高胆固醇血症,≥7.8 mmol/L(300 mg/dL)视为严重的高胆固醇血症。

(四)临床意义

影响 TC 水平的主要因素如下。①年龄与性别:TC 水平常随年龄而上升,但到 70 岁后不再上升甚至有所下降,中青年期女性低于男性,女性绝经后 TC 水平较同年龄男性高;②饮食习惯:长期高胆固醇、高饱和脂肪酸摄入可造成 TC 升高;③遗传因素:与脂蛋白代谢相关酶或受体基因发生突变是引起 TC 显著升高的主要原因。

高胆固醇血症和 AS 的发生有密切关系,已通过动物试验、人体动脉粥样斑块的组织病理学和化学研究、临床上 AS 患者的血脂检查、遗传性高脂血症易早发冠心病、流行病学研究、干预性预防治疗试验的结果等研究证实。因此一致认为胆固醇是 AS 的重要危险因素之一。常用作 AS 预防、发病估计、治疗观察等的参考指标。有学者研究表明血清 TC(或 LDL-C)升高是冠心病和缺血性脑卒中的独立危险因素之一,人群中约 10% 的缺血性心血管病发病可归因于血清 TC 升高[TC≥5.7 mmol/L(220 mg/dL)]。

TC 升高可见于各种高脂蛋白血症、梗阻性黄疸、肾病综合征、甲状腺功能低下、慢性肾衰竭、糖尿病等时。此外,吸烟、饮酒、紧张、血液浓缩等也都可使 TC 升高。妊娠末 3 个月时,可能明显升高,产后恢复原有水平。TC 降低可见于各种脂蛋白缺陷状态、肝硬化、恶性肿瘤、营养不良、巨细胞性贫血等。此外,在女性月经期也可降低。

二、三酰甘油测定

(一)生理与生物化学

TG 又称中性脂肪,其首要功能是为细胞代谢提供能量。血浆中的甘油酯 90%～95% 是 TG。除 TG 外,还存在甘油二酯、甘油一酯(二者总和不足 TG 的 3%)和游离甘油[约0.11 mmol/L(10 mg/dL)]。饮食中脂肪被消化吸收后,以 TG 形式形成 CM 循环于血液中,CM 中的 80% 以上为 TG。血中 CM 的半寿期仅为 10～15 分钟,进食后 12 小时正常人血中几乎没有 CM,TG 恢复至原有水平。临床上所测定的 TG 是血浆中各脂蛋白所含 TG 的总和。TG 水平与种族、年龄、性别及生活习惯(如饮食、运动等)有关。我国人的 TG 水平显著低于欧美白人。应注意 TG 水平的个体内与个体间变异都比 TC 大,人群调查数据比较分散,呈明显的正偏态分布。

(二)检测方法

血清中的 TG 含量测定,从方法学上大致可分为化学法和酶法两类。目前尚无公认的 TG 测定的参考方法,二氯甲烷-硅酸-变色酸法是美国疾病预防与控制中心(CDC)测定 TG 采用的参考方法。用二氧甲烷抽提 TG,同时以硅酸处理去除 PL、游离甘油、甘油一酯和部分甘油二酯,然后经过皂化、氧化、变色酸显色等步骤测定。此法测定值与游离甘油之和可能与决定性方法的总甘油相近。酶法测定血清 TG 的主要优点是操作简便,适合自动分析,线性范围较宽,并且灵敏、精密、相对特异性亦较好,因而目前几乎所有临床实验室均采用此法作为 TG 测定的常规方法。

目前,建议甘油磷酸氧化酶-过氧化物酶-4-氨基安替比林和酚法(GPO-PAP

法)作为临床实验室测定血清 TG 的常规方法。

本法为一步 GPO-PAP 法,缺点是结果中包括游离甘油(FG)。为去除 FG 的干扰,可用外空白法(同时用不含 LPL 的酶试剂测定 FG 作空白)和内空白法(两步法,双试剂法——将 LPL 和 4-AAP 组成试剂 2,其余部分为试剂 1)。一般临床实验室可采用一步 GPO-PAP 法,有条件的实验室(如三级以上医院)应考虑开展游离甘油的测定或采用两步酶法。

对于 TG 测定,建议不精密度≤5％,不准确度≤±5％,总误差≤15％。酶法测定血清 TG 的其他方法性能如下。①灵敏度为 TG 2 mmol/L TG 时 $A_{500\,nm}$ ≥0.2。②线性至少应达11.3 mmol/L。③LPL 除能水解 TG 外,还能水解甘油一酯和甘油二酯(血清中后两者约占 TG 的 3％),亦被计算在 TG 中,实际上测定的是总甘油酯。④干扰因素与 TC 测定类同,胆红素＞100 μmol/L 或抗坏血酸＞170 μmol/L 时出现负干扰。血红蛋白的干扰是复杂的,它本身的红色会引起正干扰。溶血后,红细胞中的磷酸酶可水解磷酸甘油产生负干扰。当血红蛋白＜1 g/L 时反映为负干扰;＞1 g/L 时反映出正干扰,但血红蛋白≤2 g/L 时干扰不显著,明显溶血标本不宜作为 TG 测定。血中抗坏血酸与甲基多巴浓度高于治疗水平时也使结果偏低。⑤酶法测定血清 TG 在 37 ℃反应到达终点时间,37 ℃不应超过 8 分钟。血清 FG 对 TG 测定结果的影响一直是临床十分关注的问题。国外资料显示,正常人体血清 FG 含量为 0.06～0.22 mmol/L,占总 TG 的6％～14％。国内的研究结果与此相近,我国正常人血清 FG 水平平均为 0.08 mmol/L(0.02～0.33 mmol/L),约占总 TG 7.19％(0.81％～21.64％)。虽然临床标本中 FG 显著升高者很少见,本法比较适合各级医院的实验室开展 TG 测定,测定结果也基本上能反映体内的 TG 水平,但有些异常或病理情况下如应激反应(肾上腺素激活 LPL 促进体内脂肪水解),剧烈运动,服用含甘油的药物如硝酸甘油,静脉输入含甘油的营养液,肝素治疗,某些严重的糖尿病、肝病与肾病,取血器材或试管塞上带有甘油等时,可见血清 FG 显著升高,并给临床决策带来误导。因此,实验室报告 TG 测定结果时应注明是"未去 FG 的值",这将有助于临床医师对结果的正确理解。必要时,或是临床医师要求时,可采取测定"真"TG 的方法减少其影响:一种是同时测定总甘油和 FG,两个结果的差值反映了真 TG 浓度(外空白法);另一种是用上文所述的两步酶法直接测定 TG(内空白法)。前者国内外应用较少,后者国外(如日本)使用较多,国内目前已有许多临床实验室开展。

（三）参考区间

成人为 0.45～1.69 mmol/L（40～150 mg/dL）。由于种族、饮食等的差异，各国的分类水平也不尽相同。如荷兰认为理想的 TG 浓度为＜1.1 mmol/L，在 1.1～4.0 mmol/L 范围内冠心病发生的危险增加，＞4.0 mmol/L 危险下降，极度升高则患胰腺炎危险高度增加。土耳其的研究表明，TG 中等程度升高（即 1.6～2.5 mmol/L）时冠心病危险增加。《中国成人血脂异常防治指南》修订版中：TG ＜1.69 mmol/L（150 mg/dL）为合适水平；1.69～2.25 mmol/L（150～199 mg/dL）为边缘性升高；≥2.26 mmol/L（200 mg/dL）为升高。美国国家胆固醇教育计划（NCEP）成人治疗专家组第 3 次报告（ATPⅢ）强调 TG 水平在高脂血症防治中的重要性，将血清 TG 分为 4 个水平：≥5.64 mmol/L（500 mg/dL）为极高；2.26～5.63 mmol/L（200～499 mg/dL）为升高；1.69～2.25 mmol/L（150～199 mg/dL）为边缘性升高；＜1.69 mmol/L（150 mg/dL）为合适。

（四）临床意义

TG 水平也受遗传和环境因素的双重影响。与 TC 不同，同一个体的 TG 水平受饮食和不同时间等因素的影响较大，所以，同一个体在多次测定时，TG 值可能有较大差异。测定血清 TG 水平主要用于了解机体内 TG 代谢状况、高三酰甘油血症诊断和评价冠心病危险、代谢综合征的诊断及应用 Friedewald 公式计算 LDL-C 水平等四方面目的。其中应用 Friedewald 公式计算 LDL-C 有 3 个前提条件，结果的可靠性也受 TG 浓度的影响，随着直接检测 LDL-C 的方法逐渐成熟，该公式应用越来越少。

TG 升高可见于家族性高 TG 血症、家族性混合性高脂血症、冠心病、动脉粥样硬化、糖尿病、肾病综合征、甲状腺功能减退、胆道梗死、糖原累积症、妊娠、口服避孕药、酗酒、急性胰腺炎。人群调查资料表明，血清 TG 水平轻至中度升高者患冠心病的危险性增加。当 TG 重度升高[＞11.3 mmol/L（1 000 mg/dL）]时，常可伴发急性胰腺炎。

高三酰甘油血症是否为冠心病的独立危险因素，对于这一问题，以往学术界存在争议。一些研究发现，在单因素分析中，TG 水平上升与冠心病危险呈正相关。TG 升高常伴随高密度脂蛋白胆固醇（HDL-C）降低，经多因素分析修正 HDL-C 等其他危险因素后，TG 与冠心病危险的相关性在许多情况下会减弱或消失。但近年许多大规模流行病学和前瞻性研究分析显示，高 TG 也是冠心病的独立危险因素，提示一些 TRLs 被认为是致 AS 因素，TG 和 HDL-C 一样，成为冠心病防治的目标之一。虽然继发性或遗传性因素可升高 TG 水平,但临床中大部分血清 TG 升高见于代谢综合征。鉴于 TG 和冠心病之间的关系,有必要对 TG 水平高低做出分类,为临床诊断治疗提供依据。

TG 降低可见于慢性阻塞性肺疾病、脑梗死、甲状腺功能亢进、甲状旁腺功能亢进、营养不良、吸收不良综合征、先天性 α-β 脂蛋白血症等。还可见于过度饥饿、运动等。

三、磷脂测定

(一)生理与生物化学

磷脂(PL)并非单一的化合物,而是含有磷酸基和多种脂质的一类物质的总称。血清磷脂包括:①卵磷脂(60%)和溶血卵磷脂(2%～10%);②磷脂酰乙醇胺等(2%);③鞘磷脂(20%)。磷脂在肝脏合成最活跃,主要由胆汁和肠分泌,自粪便中排出。磷脂是脂肪代谢的中间产物,在血液中并非独立存在,而是与其他脂质一起参与脂蛋白的形成和代谢。另外,磷脂也是构成和维持细胞膜成分和功能的重要物质。

(二)检测方法

血清磷脂定量方法包括测定无机磷化学法和酶法两大类。化学测定法包括抽提分离、灰化和显色及比色 3 个阶段。酶测定法可分别利用磷脂酶 A、B、C、D 4 种酶作用,加水分解,测定其产物,对磷脂进行定量,一般多采用磷脂酶 D 法。

酶法检测血浆 PL 的原理是:磷脂酶 D 因特异性不高,可作用于含有卵磷脂、溶血卵磷脂和鞘磷脂及胆碱的磷脂(这 3 种磷脂约占血清总磷脂的 95%),释放出胆碱,胆碱在胆碱氧化酶作用下生成甜菜碱和 H_2O_2,在 POD 作用下,H_2O_2,4-AAP,酚发生反应生成红色醌亚胺化合物,其颜色深浅与这 3 种磷脂的含量成正比。该法快速准确,便于自动化仪器进行批量检测。

推荐采用液体双试剂,高特异性酶促反应,反应能迅速达终点,使用简便,可直接用于自动生化分析仪。以早晨空腹 12 小时采血为宜,在 4 ℃分离血清(浆)尽快测定。如不能及时进行测定可放置 4 ℃ 3 天,−20 ℃半年。技术要求:具有较好准确度和精密度,批内批间均一性好(CV<3%);线性范围:0～1 000 mg/dL;稳定性好,不受胆红素、抗坏血酸、血红蛋白、葡萄糖、尿酸及各类抗凝剂的干扰。

(三)参考区间

化学(消化)法和酶法:1.3～3.2 mmol/L(以脂计)。

117

（四）临床意义

血清磷脂与胆固醇密切相关，正常人胆固醇/磷脂比值平均为 0.94，两者多呈平行变动，高胆固醇血症时也常有高磷脂血症，但磷脂的增高可能落后于胆固醇；TG 增高时磷脂也会增高。

血清磷脂增高常见于胆汁淤滞（可能与富含磷脂成分的脂蛋白-X 增高有关）、原发性胆汁淤积性肝硬化、高脂血症、LCAT 缺乏症、甲状腺功能减退、特发性高血压、肝硬化、脂肪肝、糖尿病肾损害、肾病综合征等。急性感染性发热、特发性低色素性贫血、甲状腺功能亢进、营养障碍、磷脂合成低下等时血清磷脂会下降。另外，磷脂及其主要成分的检测，对未成熟儿（胎儿）继发性呼吸窘迫症的诊断有重要意义。

四、脂肪酸测定

（一）生理与生物化学

临床上将 C10 以上的脂肪酸称为游离脂肪酸（FFA）或非酯化脂肪酸（NEFA）。正常血清中含有油酸（C18：1）占 54％，软脂酸（C16：1）占 34％，硬脂酸（C18：1）占 6％，是其主要的 FFA。另有月桂酸（C12：0）、肉豆蔻酸（C14：0）和花生四烯酸（C20：1）等含量很少的脂肪酸。与其他脂质比较，FFA 在血中浓度很低，其含量水平极易受脂代谢、糖代谢和内分泌功能等因素影响，血中 FFA 半寿期为 1～2 分钟，极短。血清中的 FFA 是与清蛋白结合进行运输，属于一种极简单的脂蛋白。

（二）检测方法

测定血清 FFA 法有滴定法、比色法、原子分光亮度法、高效液相层析法和酶法等。

前 4 种方法为非酶法测定，其中前 3 种方法准确性差，高效液相层析法仪器太昂贵，不便于批量操作。现一般多以酶法测定（主要用脂肪酶测定），可分别测定产物乙酰 CoA、AMP 或辅酶 A（CoA），进行定量。酶法测定结果准确可靠快速，易于批量检测。

FFA 测定必须注意各种影响因素，以早晨空腹安静状态下采血为宜，在 4 ℃分离血清尽快测定。因为血中有各种脂肪酶存在，极易也极快速使血中 TG 和磷脂的酯型脂肪酸分解成非酯化的 FFA，使血中 FFA 值上升。贮存的标本仅限于 24 小时内，若保存 3 天，其值约升高 30％，使结果不准确。此时标本应冷冻保存。肝素可使 FFA 升高,故不可在肝素治疗时(后)采血,也不可用肝素抗凝血作 FFA 测定。

(三)参考区间

滴定法、亮度法、酶法:成人 $400\sim900~\mu mol/L$(各实验室应建立自己的参考范围)。儿童及肥胖成人稍高。

(四)临床意义

正常时血清 FFA 含量极微,因为血中 FFA 水平容易受各种因素(如饥饿、运动及情绪激动等)的影响而变动,所以不能凭一次检测结果作诊断,要对 FFA 的水平做连续的动态观测。FFA 增高主要见于:①糖尿病(未治疗)、甲状腺功能亢进;②肢端肥大症、库欣病、肥胖等;③重症肝疾病、褐色细胞瘤,急性胰腺炎等;④注射肾上腺素或去甲肾上腺素及生长激素,任何疾病影响血中激素水平者均对 FFA 有影响;⑤一些药物如咖啡因、磺胺丁脲、乙醇、肝素、烟碱、避孕药等。

FFA 降低主要见于:①甲状腺功能减低,垂体功能减低;②胰岛瘤,艾迪生病等;③使用阿司匹林、氯贝丁酯、烟酸及普萘洛尔等药物。

五、过氧化脂质测定

(一)生理与生物化学

机体通过酶系统和非酶系统产生氧自由基,后者能攻击生物膜中的多不饱和脂肪酸(polyunsaturated fatty acid,PUFA)引发脂质过氧化作用。过氧化脂质(lipid peroxide,LPO)是指作为脂质成分的 PUFA 在酶和 Fe^{2+} 等触酶的存在下,结合了分子态氧而形成的过氧化脂质。LPO 活性高,反应性强,易造成细胞和组织的氧化伤害,引起各种有关的疾病。因其与动脉硬化、老年化及肝脏损伤有关,已引起人们的关注。

(二)检测方法

了解体内 LPO 的最常用的方法是检测脂质过氧化作用的产物。脂质过氧化反应可形成丙二醛(MDA)、乙烷、共轭二烯、荧光产物及其能产生化学荧光的产物。如果这引起产物含量增多,就反映机体内脂质过氧化反应增强。临床上通常测定 MDA 的量反映机体内脂质过氧化的程度,间接地反映出细胞受损的程度。常用方法为硫代巴比妥酸(TBA)比色法:原理是过氧化脂质中的 MDA 可与 TBA 缩合,形成红色化合物。后者在 532 nm 处有极大吸收峰,可用分光亮度法进行定量测定。

注意事项：①比色时液体如发现浑浊，可置 37 ℃片刻，变清后再行比色；②溶血标本不宜做此试验，因血红蛋白使 MDA 检测结果偏高；③若患者为高脂血症或者为严重脂血标本时，可在操作时加入适量无水乙醇处理样本。

本法操作简便、重复性好，是最常见测定 MDA 的方法。本法的线性范围为 5.0～20 mmol/L，回收率较低，为 60％～80％。但本反应缺乏特异性，测定结果以 MDA 的相对含量表示，影响因素较多。

(三)参考区间

荧光法：2～4 μmol/L；比色法：男性(4.14±0.78) μmol/L，女性(3.97±0.77) μmol/L。

(四)临床意义

血浆(清)LPO 水平有随年龄增高而增加的趋势，但 60 岁后又有降低的趋势；男性高于女性，此为生理性改变。LPO 病理性增高见于：①动脉硬化、脑梗死、心肌梗死和高脂血症；②急性肝炎、慢性肝炎活动期、脂肪肝、肝硬化等肝脏疾病；③慢性肾炎和肾功能不全；④糖尿病；⑤恶性肿瘤等。此外，MDA 的测定常常和超氧化物歧化酶(SOD)的测定互相配合，SOD 活力的高低间接反映了机体清除自由基的能力，而 MDA 的高低又间接反映了机体细胞受自由基攻击的严重程度。

第二节　脂蛋白测定

一、高密度脂蛋白胆固醇测定

(一)生理与生物化学

HDL 是体积最小的脂蛋白，和其他脂蛋白相比，HDL 含蛋白量最大，其主要的载脂蛋白为 apoAⅠ、AⅡ及少量的 apoC、E；磷脂是其主要的脂质。由于 HDL 所含成分较多，临床上目前尚无方法全面地检测 HDL 的量和功能，因为 HDL 中胆固醇含量比较稳定，故目前多通过检测其所含胆固醇的量(测定 HDL-C)，间接了解血浆中 HDL 的多少，作为 HDL 定量依据。在大多数测定方法中，CE 都被水解成 FC，所以酯化部分也被作为非酯化者计入。准确地说，HDL-C 表示的是与 HDL 结合的胆固醇。许多因素影响 HDL-C 的水平，包括家族史、年龄、性别、遗传、吸烟、运动、饮食习惯、肥胖和某些药物。

(二)检测方法

通常需根据各种脂蛋白的密度、颗粒大小、电荷等应用超速离心法、色谱法、电泳法、化学或免疫沉淀法将 HDL 与其他脂蛋白分离开,测定 HDL 组分中胆固醇含量(HDL-C)。美国 CDC 测定 HDL-C 的参考方法为超速离心结合 ALBK 法,也为 NCEP 所推荐。此法主要用于靶值的确定及各种 HDL-C 检测方法学评价,但因需特殊仪器,对技术操作要求高,一般实验室难以开展。硫酸葡聚糖-镁沉淀法(dextran sulfate-Mg^{2+} method,DS-Mg^{2+} 法)结合 ALBK 法被美国胆固醇参考方法实验室网络(Cholesterol Reference Method Laboratory Network,CRMLN)作为指定比较方法(designated comparison methods,DCMs)。这种方法相对 CDC 参考方法而言,已大为简化。色谱法和电泳法因仪器、操作要求高等原因在临床常规实验室也较少应用,多用于脂蛋白的研究。

临床常规实验室直接分离测定 HDL-C 的方法大致可分为 3 代。第 1 代为化学沉淀法,常用的沉淀剂为多阴离子,如磷钨酸(PTA)、DS、肝素(Hep)或非离子多聚体如聚乙二醇(PEG)与某些两价阳离子(如 Mg^{2+}、Ca^{2+}、Mn^{2+} 等)合用。最早为美国国立卫生研究院(NIH)所采用的肝素-锰沉淀法(HM 法),后多采用 DS-Mg^{2+} 法,欧洲则多采用磷钨酸镁沉淀法(PTA-Mg^{2+} 法)和聚乙二醇沉淀法(PEG 法)。1995 年中华医学会检验分会曾在国内推荐 PTA-Mg^{2+} 沉淀法作为 HDL-C 测定的常规方法。但此方法由于沉淀了含 apoE 的 HDL 组分,存在约 10％负偏差。与 HM 和 DS-Mg^{2+} 法相比,HDL-C 测定结果偏低。第 2 代采用简便的磁珠 DS-Mg^{2+} 分离法(美国 Reference Diagnostics 公司试剂),省去了离心步骤,但需特殊装置,试剂不适于推广应用。第 3 代为匀相测定法,标本用量少,不需做沉淀处理,可用于自动生化分析仪测定,在准确度和精密度方面都可达到 NCEP 的分析目标,因此在短短的数年里迅速被临床实验室采用。

目前建议用双试剂的直接匀相测定法作为临床实验室测定血清 HDL-C 的常规方法。可供选择的方法主要有:清除法包括反应促进剂-过氧化物酶清除法(synthetic polymer/detergent HDL-C assay,SPD);过氧化氢酶清除法(catalase HDL-C assay,CAT);PEG 修饰酶法(PEG-modified enzyme assay,PEGME),选择性抑制法(polyanion polymer/detergent HDL-C assay,PPD 法);免疫分离法(immunoseparation method,IS 法),包括 PEG/抗体包裹法和抗体免疫分离法(antibody immunoseparation HDL-C assay,AB 法);以前 3 类方法为目前国内临床实验室中最常用。

（1）SPD 法：以日本第一化学药品株式会社（简称日本第一化学）的 Cholestest N HDL 试剂盒为例，其主要原理是利用脂蛋白与表面活性剂的亲和性差异进行 HDL-C 测定。加入试剂 Ⅰ，在反应促进剂（合成的多聚物/表面活性剂）的作用下，血清中 CM、VLDL 及 LDL 形成可溶性复合物，它们表层的 FC 在 CHOD 的催化下发生反应生成 H_2O_2，在 POD 的作用下，H_2O_2 被清除。加入试剂 Ⅱ，在一种特殊的选择性表面活性剂作用下，只有 HDL 颗粒成为可溶，所释放的胆固醇与 CHER 和 CHOD 反应，生成 H_2O_2，并作用于 4-AAP 色原体产生颜色反应。

（2）PEG 修饰酶法（PEGME 法）：主要代表性试剂盒有日本协和、罗氏诊断和德国 Centronic GmbH 公司的产品。

（3）过氧化氢酶清除法（CAT 法）：代表试剂盒是日本生研和英国朗道公司试剂盒。

上述方法的技术指标主要有以下几个。①准确度与精密度：NCEP1998 年对 HDL-C 测定的分析目标的新规定是准确度要求偏差≤±5％参考值；精密度要求当 HDL-C＜1.09 mmol/L（42 mg/dL）时 SD≤0.044 mmol/L（1.7 mg/dL），HDL-C≥1.09 mmol/L 时 CV＜4％；总误差≤13％。②特异性：高 LDL-C，高 VLDL-C 对测定结果基本无明显影响，回收率为 90％～110％。③线性：上限至少可达 3.12 mmol/L（120 mg/dL）。④抗干扰能力：TG＜5.65 mmol/L（500 mg/dL）、胆红素＜513 μmol/L（30 mg/dL）、血红蛋白＜5 g/L 时，对测定结果基本无干扰。⑤方法学比较：采用 CRMLN DCM 法进行方法学比较，相关系数 r 在 0.95 以上。

（三）参考区间

成年男性 1.16～1.42 mmol/L（45～55 mg/dL），女性 1.29～1.55 mmol/L（50～60 mg/dL）。我国新近修订的《中国成人血脂异常防治指南》建议：HDL-C＜1.04 mmol/L（40 mg/dL）为减低；≥1.04 mmol/L（40 mg/dL）为合适水平；≥1.55 mmol/L（60 mg/dL）为理想水平。美国 NCEP-ATP Ⅲ 中强调：HDL-C＜1.04 mmol/L（40 mg/dL）为减低，低 HDL-C 是 CHD 的主要危险因素；≥1.30 mmol/L（50 mg/dL）为理想水平；≥1.55 mmol/L（60 mg/dL）具有预防 AS 发生的保护作用。

（四）临床意义

研究表明，HDL 能将外周组织如血管壁内胆固醇转运至肝脏进行分解代谢,提示 HDL 具有抗 AS 作用。流行病学研究表明,HDL-C 与冠心病的发展成负相关:血清 HDL-C 每增加 0.4 mmol/L(15 mg/dL),则冠心病危险性降低 2%~3%。若 HDL-C>1.55 mmo/L(60 mg/dL),则被认为是冠心病的保护性因素。即 HDL-C 值低的个体患冠心病的危险性增加,相反,HDL-C 水平高者,患冠心病的可能性小。所以,HDL-C 可用于评价患冠心病的危险性。近年来,ATPⅢ将 HDL-C<1.03 mmol/L(40 mg/dL)定为低 HDL-C,这一改变反映了低 HDL 重要性的新研究结果和低 HDL 与心脏病之间的联系。

严重营养不良者,伴随血浆 TC 明显降低,HDL-C 也低下。肥胖者 HDL-C 也多偏低。吸烟可使 HDL-C 下降;而少至中量饮酒和体力活动会升高 HDL-C。糖尿病、肝炎和肝硬化等疾病状态可伴有低 HDL-C。高三酰甘油血症患者往往伴以低 HDL-C。HDL-C 降低还可见于急性感染、糖尿病、慢性肾衰竭、肾病综合征等。HDL-C 含量过高(如超过 2.6 mmol/L),也属于病理状态,常被定义为高 HDL 血症,可分为原发性和继发性两类。原发性高 HDL 血症的病因可能有 CETP 缺损、HL 活性降低或其他不明原因。继发性高 HDL 血症病因可能有运动失调、饮酒过量、慢性中毒性疾病、长时间的需氧代谢、原发性胆汁性肝硬化、治疗高脂血症的药物引起及其他不明原因。总之,CETP 及 HL 活性降低是引起高 HDL 血症的主要原因。

二、低密度脂蛋白胆固醇测定

(一)生理与生物化学

LDL 是富含胆固醇的脂蛋白,正常人空腹时血浆中胆固醇的 2/3 是和 LDL 结合,其余的则由 VLDL 携带,也有极少部分在 IDL 和 Lp(a)上。LDL 所含的载脂蛋白主要为 apoB100。血浆中 65%~70% 的 LDL 是依赖 LDL 受体清除的。LDL 是 AS 的主要危险因素之一,LDL 属于致 AS 脂蛋白,血清 LDL-C 水平越高,AS 的危险性越大。与 HDL-C 测定类似,LDL-C 也是测定 LDL 中胆固醇量以表示 LDL 水平。

(二)检测方法

通常需根据各种脂蛋白密度、颗粒大小、电荷或 apoB 含量等,应用超速离心法、色谱法、电泳法、化学或免疫沉淀法将 LDL 与其他脂蛋白分离开,然后测定 LDL 组分中胆固醇含量(LDL-C)。目前尚没有真正意义的测定 LDL-C 的参考方法。CDC 测定 LDL-C 暂定的参考方法为超速离心法(β-定量法/BQ 法)即超速离心结合 ALBK 法,也为 NCEP 所推荐。方法基本同 HDL-C 测定。此法测定的 LDL-C,实际上包括脂蛋白(a)[Lp(a)]和中间密度脂蛋白(IDL)的胆固醇含量,也是评价其他检测方法准确性的基础。此法需昂贵的设备、操作复杂、费时且技术要求高,不易在普通实验室开展。Friedewald 公式计算法是目前应用较广的估测 LDL-C 的方法,被 NCEP 推荐为常规测定方法,即 LDL-C = TC-HDL-C-TG/2.2(以 mg/dL 计)或 LDL-C = TC-HDL-C-TG/5(以 mg/dL 计)。其以 VLDL 组成恒定(VLDL-C/TG=0.2,均以 mg/dL 计)的假设为前提,具有简便、直接、快速等优点。应用此公式计算 LDL-C 常受 TC、TG 和 HDL-C 变异的影响,总变异可达 9.5%。但在血清中存在 CM、TG > 4.52 mmol/L(400 mg/dL)、存在异常 β 脂蛋白时[Ⅲ型高脂血症(HLP)]时不宜采用 Friedewald 公式法计算。色谱法和电泳法因仪器、操作要求高等种种原因也临床常规实验室也较少应用,多用于脂蛋白的研究。

目前临床常规实验室直接分离测定 LDL-C 的方法大致可分为 3 代。第 1 代为化学沉淀法,常用方法为肝素-枸橼酸钠法、聚乙烯硫酸沉淀法(PVS 法)和多环表面活化阴离子法等。第 2 代方法有两类:一类为免疫分离法,另一类为简便的磁珠肝素分离法。第 3 代为匀相测定法,标本用量少,不需沉淀处理,可用于自动生化分析仪测定,在准确度和精密度方面都可达到 NCEP 的分析目标。

目前建议用匀相测定法作为临床实验室测定血清 LDL-C 的常规方法。可供选择的方法主要有:表面活性剂清除法(surfactant LDL-C assay,SUR 法)、过氧化氢酶清除法(catalase LDL-C assay,CAT 法)、可溶性反应法(solubilization LDL-C assay,SOL 法)、保护性试剂法(protecting reagent LDL-C assay,PRO 法)和杯芳烃法(calixarene LDL-C assay,CAL 法)。以前 3 类试剂为国内临床实验室最常用。

(1)表面活性剂清除法(SUR 法):其反应原理为试剂 1 中的表面活性剂 1 能改变 LDL 以外的脂蛋白(如 HDL、CM 和 VLDL 等)结构并解离,所释放出来的微粒化胆固醇分子与胆固醇酶试剂反应,产生的 H_2O_2 在缺乏偶联剂时被消耗而不显色,此时 LDL 颗粒仍是完整的。加试剂 2(含表面活性剂 2 和偶联剂 DSBmT),它可使 LDL 颗粒解离释放胆固醇,参与 Trinder 反应而显色,因其他脂蛋白的胆固醇分子已除去,色泽深浅与 LDL-C 量成比例。

(2)过氧化氢酶清除法(CAT 法):以日本 Denka Seiken 公司、英国 RANDOX 公司和美国 Polymedco 公司试剂盒为代表。

(3)杯芳烃法(CAL 法):为日本国际试药公司研制开发的一种检测试剂,尚未在全球市场广泛销售。

上述方法的技术指标主要有以下几个。①准确度与精密度：NCEP 对 LDL-C 测定的分析目标进行了规定，要求总误差≤12％；不精密度要求变异系数 CV ≤4％，不准确度要求偏差≤4％（与 β-定量法测定参考值比较）。②方法学比较：与超速离心法结果一致（r 在 0.95 以上）。③特异性：高 HDL-C、VLDL-C 对测定基本无明显影响，回收率为 90％～110％。④线性：上限至少为 12.93 mmol/L（500 mg/dL）。⑤抗干扰能力：TG ＜5.65 mmol/L（500 mg/dL）、胆红素＜513 μmol/L（30 mg/dL）、血红蛋白＜5 000 mg/L 时，对测定结果基本无干扰。

应用 Friedwald 公式计算 LDL-C 由于方法非常简便，在一般情况下还是比较准确，故较为实用。但是，Friedwald 公式计算法存在下列缺点：①Friedwald 公式假设 VLDL-C 与 TG 之比固定不变。事实上在高三酰甘油血症时，VLDL-C/TG 比例变化较大；②只有 TC、TG、HDL-C 3 项测定都准确，而且符合标准化，才能计算得 LDL-C 的近似值；③当血浆 TG ＞4.5 mmol/L（＞400 mg/dL）时，VLDL 中胆固醇与 TG 的比例已不是 1∶2.2（当以 mmol/L 为测试单位时）或 1∶5（当以 mg/dL 为测试单位时）。若继续采用 Friedewald 公式，计算所得的 LDL-C 会明显低于实际的 LDL-C 浓度。此时应该直接测定 LDL-C 浓度。此外，采用 Friedewald 公式计算法所得 LDL-C 值与直接测定的 LDL-C 结果有时可能存在差异，前者可能比后者高出 15％。

（三）参考区间

成人为 2.07～3.11 mmol/L（80～120 mg/dL）。我国新近修订的《中国成人血脂异常防治指南》建议：LDL-C ＜3.10 mmol/L（120 mg/dL）为合适范围；3.10～4.13 mmol/L（120～159 mg/dL）为边缘升高；≥4.16 mmol/L（160 mg/dL）为升高。美国 NCEP-ATP Ⅲ 报告将 LDL-C 分成 5 个水平用于血脂异常的防治：＜2.59 mmol/L（100 mg/dL）为合适水平；2.59～3.34 mmol/L（100～129 mg/dL）为近乎合适水平；3.38～4.13 mmol/L（130～159 mg/dL）为临界高水平；4.16～4.89 mmol/L（160～189 mg/dL）为高水平；≥4.92 mmol/L（190 mg/dL）为极高水平。

（四）临床意义

血清 LDL-C 水平随年龄增加而升高。高脂、高热量饮食、运动少和精神紧张等也可使 LDL-C 水平升高。一般情况下，LDL-C 与 TC 相平行，但 TC 水平也受 HDL-C 水平的影响，故最好采用 LDL-C 取代 TC 作为对冠心病及其他 AS 性疾病的危险性评估。上述影响 TC 的因素均可同样影响 LDL-C 水平。随着 LDL-C 水平的增加,缺血性心血管病发病的相对危险及绝对危险呈上升趋势,是缺血性心血管病的主要危险因素,也是血脂异常防治的首要靶标。LDL-C 升高还可见于家族性高胆固醇血症、家族性 apoB 缺陷症、混合性高脂血症、糖尿病、甲状腺功能低下、肾病综合征、梗阻性黄疸、慢性肾衰竭、库欣综合征、妊娠、多发性肌瘤、某些药物的使用等。LDL-C 降低可见于家族性无 β 或低 β-脂蛋白血症、营养不良、甲状腺功能亢进、消化吸收不良、肝硬化、慢性消耗性疾病、恶性肿瘤、apoB 合成减少等。

三、脂蛋白电泳分析

(一)生理与生物化学

血清脂蛋白是由脂类和脂蛋白结合而成的复合物,是运输脂质的大分子物质。由于血浆脂蛋白表面电荷量大小不同,在电场中,其迁移速率也不同,从而将血浆脂蛋白分为 CM、β-脂蛋白、前 β-脂蛋白和 α-脂蛋白 4 种。

(二)检测方法

利用脂蛋白含有蛋白质,表面带有电荷,各种蛋白质大小、分子量、等电点不同,在电场中的移动速度也不一样的性质,通过电泳法可将各种脂蛋白进行分离。α-脂蛋白中蛋白质含量最高,在电场作用下,电荷量大,分子量小,电泳速度最快,电泳在相当于 α_1 球蛋白的位置。CM 的蛋白质含量很少,98％是不带电荷的脂类,特别是 TG 含量最高,在电场中几乎不移动,所以停留在原点,正常人空腹血清在一般电泳谱带上无 CM。

电泳区带经脂质染料,如脂红 7B、油红 O、苏丹黑 B 及硝基四氮唑蓝(NBT)等染色后,进行肉眼观察或用光密度扫描仪扫描,即可对脂蛋白组分进行定性或定量分析。所用支持介质有纸、淀粉凝胶、醋酸纤维薄膜、琼脂糖及聚丙烯酰胺凝胶等,每种介质具有不同的强度、脆性及用途。支持介质的好坏,不仅决定脂蛋白分离效果的好坏,也决定电泳法的检测效果。

目前临床实验室多以琼脂糖凝胶为支持介质,采用一些自动化电泳系统(如 Helena REP 电泳系统)或称自动化电泳分析仪进行脂蛋白电泳,可对脂蛋白进行快速分离鉴定。经电泳及染色后,一般可分出 3 条区带,即 β-脂蛋白、前 β-脂蛋白、α-脂蛋白。此法分离能力强,快速、简便,具有较好的准确度、精密度和重复性,3 种主要脂蛋白带分离效果和分辨率好,可用光密度扫描仪对脂蛋白组分进行定性或半定量分析(相对百分数),如果乘以总脂量,还可求出 3 种脂蛋白的含量。近年又相继报道一些新的脂蛋白电泳技术,为脂蛋白的临床分析应用提供了新的手段与方法。

醋酸纤维素薄膜电泳特点是微量、快速、操作简便、吸附少、分离效果较好,能分离出 α、前 β、β 及 CM 4 条区带,有的血清有两条前 β 带。缺点是前 β 脂蛋白含量过高时会有拖尾现象,此外,染色方法也不够理想,醋酸纤维素薄膜本身能被脂溶性染料着色,用苏丹黑 B 染色后背景深染,油红 O 虽然好一些,但脂蛋白带着色较浅。如用臭氧氧化后,碱性品红-亚硫酸试剂染色,所得图形清楚,背景着色较浅,缺点是染色步骤较繁,清蛋白部位有时染色过深。

琼脂糖凝胶电泳对脂蛋白的分离效果比醋酸纤维素薄膜更好一些,可将血浆脂蛋白分成 α、前 β、β-脂蛋白和 CM。若用脂溶性染料染色,背景色浅,如将血清样品进行预染,可在电泳过程中直接观察分离效果,区带整齐,分辨率高高,重复性好。液相与固相无明显分界,电泳速度较快,干膜还可长期保存。缺点是需要临时制作凝胶板,不如醋酸纤维素薄膜方便。

聚丙烯酰胺凝胶电泳分辨率高,电泳时间短,分离的各脂蛋白带十分清晰。由于聚丙烯酰胺凝胶具有分子筛的作用,能阻碍颗粒较大的前 β-脂蛋白分子移动,所以前 β-脂蛋白的区带落在 β 脂蛋白的后面。

应用电泳结合各种染色技术进行临床标本分析时,染料(或其他用以显色试剂)的物理化学性质、染料与蛋白结合(或反应)时的条件是影响试验结果的首要因素,须根据实验室具体情况进行调整。

(三)参考区间

(1)儿童:α-脂蛋白 30%～36%,前 β-脂蛋白 9%～15%,β-脂蛋白 50%～60%。

(2)成人:α-脂蛋白 25.7%±4.1%,前 β-脂蛋白 21.0%±4.4%,β-脂蛋白 53.3%±5.3%。

(四)临床意义

脂蛋白电泳的主要目的是用来评估高脂血症,利用各种脂蛋白的分布比例可将其分为 Ⅰ、Ⅱa、Ⅱb、Ⅲ、Ⅳ、Ⅴ 5 型。

Ⅰ型:血浆于 4 ℃ 放置 24 小时,上层为奶油样,下层清澈,CM 和 TG 明显增高。本型属于高 CM 血症,会出现极宽的 CM 电泳带,大多见于先天性家族性脂蛋白脂酶缺乏症。继发性者见于胰岛素源性糖尿病、球蛋白异常、系统性红斑狼疮、胰腺炎。

Ⅱa 型:血浆于 4 ℃ 放置 24 小时,清澈,且 TC 高。高 β 脂蛋白血症,出现深

而明显的 β-脂蛋白电泳带。大多见于遗传性高胆固醇血症或继发性甲低、肾病综合征、γ 球蛋白异常血症。

Ⅱb 型：血浆于 4 ℃放置 24 小时，清澈或微混，且 TC 与 TG 均高，为高 β 及前 β-脂蛋白血症，出现明显的 β-脂蛋白及前 β-脂蛋白电泳带。原因与Ⅱa 型大致相同，见于冠心病、肾病综合征、甲状腺功能减退、梗阻性肝脏疾病等。

Ⅲ 型：血浆于 4 ℃放置 24 小时，液面薄奶油层，下层浑浊，且 TC 与 TG 增高，中间密度脂蛋白及 CM 残粒增高，出现比Ⅱa 型更宽的 β-脂蛋白电泳带，即"宽 β 带"。本型与 apoE 的先天异常或缺陷有关，常会造成严重的动脉粥样硬化，并发冠状动脉及脑血管病变。也可见于甲状腺功能减退、球蛋白异常、原发性胆汁性肝硬化、糖尿病。

Ⅳ 型：高前 β-脂蛋白血症，出现深而明显前 β-脂蛋白电泳带。常见于先天基因型或家族性高 TG 血症，或继发于控制不佳的糖尿病、肾病综合征、慢性肾衰竭、长期酗酒者。

Ⅴ 型：血浆于 4 ℃放置 24 小时，均一浑浊，且 TG 明显增高，为混合型高 CM、高前 β-脂蛋白血症，出现前 β-脂蛋白及 CM 电泳带。常见于先天基因型或家族性高 TG 血症，或妊娠、糖原累积症、继发于控制不佳的糖尿病、肾病综合征、尼曼-匹克病、胰腺炎、长期严重酗酒者。

其中，Ⅱa 型、Ⅱb 型、Ⅲ型、Ⅳ型和动脉硬化症有关。

此外，可用于无或低 β 脂蛋白血症的诊断，多见于先天性 apoB100、apoB48 缺损；无或低 α 脂蛋白见于 apoAⅠ异常、apoCⅢ缺损或 LCAT 缺损。

四、小而密低密度脂蛋白测定

(一)生理与生物化学

研究发现，每一类血浆脂蛋白都有异质性，即由一系列大小、密度和化学组成各异的颗粒所组成。用不同的技术可将这些不同的颗粒区分开来，称为脂蛋白的亚组分(亚型)。作为血液循环中运载胆固醇的主要脂蛋白，LDL 由直径为 20.0~27.0 nm、密度为 1.019~1.063 的颗粒组成。根据 LDL 颗粒大小和密度等特性可将 LDL 分为 3~10 种亚组分(亚型)，不同研究的分类方法不同。Austin 等将 LDL 中颗粒大(≥25.5 nm)而密度低(接近 1.02)为主者称为 A 型，即大而轻 LDL(large buoyant LDL)；颗粒小(≤25.2 nm)而密度高(接近 1.06)为主者归为 B 型，即小而密 LDL(small dense LDL)；两者之间为中间型，即Ⅰ型。也有人将密度为 1.025~1.034 的 LDL 称 LDL-Ⅰ，1.035~1.044 称 LDL-Ⅱ，1.045~

1.060 称 LDL-Ⅲ。相比而言,小而密 LDL 中胆固醇及胆固醇酯的含量低,apoB 的含量相对较高,以至胆固醇与 apoB 含量的比值降低,而 TG 的含量较高,有较强的致动脉粥样硬化的作用。

(二)检测方法

目前临床上尚无准确可靠的实用方法检测小而密 LDL。常用分析方法有分析性超速离心、密度梯度超速离心和非变性梯度凝胶电泳。分析性超速离心是基于脂蛋白的沉降漂浮性(Sf 值);密度梯度超速离心是基于脂蛋白的水合密度;非变性梯度凝胶电泳则是基于颗粒大小和形状来进一步分离,而脂蛋白的 Sf 值、水合密度及颗粒大小有着基本对应的关系。由于 LDL 颗粒大小分布的连续性,亚组分区间规定不尽统一,因而非变性梯度凝胶电泳分离光密度计扫描后的 LDL 亚组分谱特征分析显得尤具意义,也是临床最常用的方法。采用 2%～16%聚丙烯酰胺凝胶梯度,根据其颗粒大小不同,按照曲线的偏斜频率分布将 LDL 颗粒粗略地分为 A、B 两种(或中间型)。LDL-A 是由直径＞25.5 nm 的大颗粒 LDL 为主峰与小颗粒的次峰组成;LDL-B 则由大颗粒 LDL 为次峰与小颗粒 LDL 主峰构成,主峰位置颗粒直径＜25.5 nm,曲线的斜坡在大颗粒侧。

由于目前尚缺乏简易的小而密 LDL 分析方法,超速离心法所需仪器贵重,非变性梯度凝胶电泳操作较烦琐、耗时,因而影响了该项目的普及。

测定小而密 LDL 最好用空腹 12 小时静脉血分离血清或血浆(EDTA-K2 抗凝),6 小时内完成测定。如不能及时进行测定可放置 4 ℃ 3 天,−20 ℃半年,避免反复冻融。因目前 LDL 亚组分标准尚欠统一,用电泳方法测定时最好能同时用一定密度范围的 LDL 进行结果辅助判定。

(三)参考区间

在人群中 80%～85%可确定有不同的 LDL 亚组分,其余为中间型或混合型。据国外资料报道,男性中以小而密 LDL 亚组分为主者的比例较女性为高,对美国白人的分析结果显示,LDL-B 型在 20 岁以下男性和绝经期前女性中占 10%～15%,成年男性中占 30%～35%,绝经期后女性占 25%～30%。70 岁比 40 岁者小而密 LDL 亚组分含量明显增多。国内缺乏有关方面的报道。

(四)临床意义

LDL 颗粒大小是由遗传因素决定的。但是,其表型的表达也可以受到环境因素的影响,如运动、饮食、药物等的影响。在关于运动对 LDL 颗粒大小影响的研究中,显示了运动可以使 LDL 颗粒增大。摄取少量动物脂肪、饱和脂肪酸及胆固醇者,血浆以 LDL-1 为主。调脂药物对 LDL 亚组分也有一定的影响。苯氧芳酸类和烟酸在显著地降低 TG 的同时可以增大 LDL 颗粒。促使小而密 LDL 形成的临床因素有腹部肥胖、2 型糖尿病、口服黄体酮类避孕药、使用 β 受体阻滞剂等。低脂高糖饮食和体力活动少也增加小而密 LDL 的形成。随年龄增大,男女中以小而密 LDL 为主者的比例随之增加。

已证明血浆 TG 水平与 LDL 颗粒结构有关。当 TG <1.7 mmol/L(150 mg/dL)时,大而轻的 LDL 较多,血浆电泳时 LDL 谱呈 A 型;当 TG >1.7 mmol/L时,小而密 LDL 水平升高,LDL 谱呈 B 型,并伴随血浆 apoB 水平升高,HDL-C 及 apoA I 水平降低。目前认为 sLDL 具有很强的致动脉粥样硬化作用,不少横向与纵向研究均已证明 B 型 LDL 与冠心病的关系最密切。小 LDL 颗粒易进入动脉壁,在内膜下被氧化修饰,而 LDL 发生氧化修饰是动脉粥样硬化病变形成的关键步骤。研究表明,冠心病患者中小而密 LDL 的比例增加,发生冠心病或心肌梗死的危险性增加了 3~6.9 倍,小而密 LDL 是冠心病的一个重要危险因素。一些临床对照试验的统计学处理结果还表明,冠心病患者与对照者之间 LDL 颗粒大小、密度的差别比血浆 LDL-C 水平更为重要。

20 世纪 70 年代发现胆固醇水平是冠心病发病率和病死率的重要危险因素,但仅凭血清胆固醇水平来判定冠心病的危险性还有欠缺。20 世纪 80 年代提出 HDL-C 对冠心病的保护作用,并引起人们的重视,但至今有关高三酰甘油血症是否增加冠心病的危险性仍有争议。发现 LDL 颗粒的不均一性及小而密 LDL 使人们对三酰甘油水平升高与冠心病的关系有了进一步深入的认识。TG 水平升高是小而密 LDL 产生增多的原因,小而密 LDL 增多的病理意义在于它常与高三酰甘油血症,低 HDL-C 血症并存,在代谢上密切相关,是冠心病患者最常见的脂质紊乱,这一脂质三联症被称为致动脉粥样硬化脂蛋白谱(atherogenic lipoprotein profile/phenotype,ALP)。因此,在确定脂质代谢紊乱与动脉粥样硬化的关系时,仅仅注意胆固醇和 LDL-C 是不够的,要重视 TG 和小而密 LDL 亚组分的作用,加强对高三酰甘油血症的治疗。

第三节 载脂蛋白测定

一、载脂蛋白 AI、B 的测定

(一)生理与生物化学

apoAI是 HDL 的主要载脂蛋白(占其蛋白质成分的 65%～75%),其他脂蛋白中 apoAI极少。apoAI主要由肝和小肠合成,是组织液中浓度最高的载脂蛋白,在血浆中半寿期为45天。正常情况下,每一个 LDL、IDL、VLDL 和 Lp(a)颗粒中均含有一分子 apoB,其中,LDL 颗粒占绝大多数,大约 90%的apoB 分布在 LDL 中。apoB 有 apoB48 和 apoB100 两种,前者主要存于 CM 中,后者主要存在 LDL 中。除特殊说明外,临床常规测定的 apoB 通常指的是 apoB100。

(二)检测方法

apoAI、apoB 检测基本上都基于免疫化学原理。早期的 apoAI、apoB 测定多采用 EIA、RID 和 RIA 等,这些方法的操作都比较复杂,难以自动化,前两者还消耗大量抗血清,现已很少使用。后来发展的方法包括 ELISA、ITA 和 INA 等,这些方法的特点是抗血清用量小,可实现自动化,尤其是 ITA 法和 INA 法,适合于大量样本的分析,是目前 apoAI、apoB 常规检测的主要方法。ITA 法和 INA 法的基本原理是血清中的 apoAI、apoB 与试剂中的抗 apoAI、apoB 抗体结合,在合适的条件下形成不溶性免疫复合物,使反应液浑浊,测定透射光或散射光的强度以检测反应液浑浊程度,浊度高低反映血清中 apoAI、apoB 的含量。

检测所用校准血清必须准确定值,应对照次级参考血清,以试剂盒所制备的试剂和符合要求的抗血清作靶值转移,使采用该试剂盒及其校准物时,其准确性可溯源于国际参考物质及次级参考血清。WHO-IFCC 已有国际参考物质,SP1-01为冻干混合人血清,apoAI定值为(1.50±0.08) g/L;SP3-07 为液态混合人血清,apoB 定值为(1.22±0.02) g/L。

推荐用液体双试剂,液体试剂未开封的试剂盒在 2～8 ℃应至少稳定6个月,开封后应至少可保存 1 个月。可根据自动分析仪反应进程曲线确定读取终点时间,一般以 8～10 分钟为宜。采用多点定标(5～7点),用 log-logit 转换[非线性 Logit-log3P(4P)]或 $Y=AX^3+BX^2+CX+D$ 3 次方程回归等方式进行曲线拟合制作剂量-响应曲线计算血清样本中 apoAⅠ/apoB 含量。质控血清应至少包括有参考范围内水平和病理异常水平的两个值。

检测方法的技术目标主要有以下几个。①不精密度与不准确度:均应分别不大于 3%、5%;②灵敏度:检测下限至少为 0.5 g/L;③可检测上限:线性至少不低于 2.0 g/L;④特异性:回收率应为 90%～110%,基本不受其他脂蛋白的干扰;⑤干扰因素:TG<5.65 mmol/L、胆红素<513 μmol/L、Hb<5 g/L 时,对测定结果基本无干扰。

(三)参考区间

成人 apoAⅠ为 1.20～1.60 g/L。Framingham 提出以 1.20 g/L 为临界值,大致相当于男性的第 25 百分位点和女性的第 5 百分位点,低于这个值的患者比高于 1.60 g/L 的患者有易患冠心病的倾向(1996 年)。成人 apoB 为 0.80～1.20 g/L。Framingham 提出以 1.20 g/L 为临界值,大致相当于男性的第 75 百分位点和女性的第 80 百分位点,大于此值患者要比低于1.00 g/L 的患者有易患冠心病的倾向(1996 年)。

apo AⅠ/B 比值:1.0～2.0(计算法)。

(四)临床意义

apoAⅠ降低主要见于Ⅰ、Ⅱa 型高脂血症、冠心病、脑血管病、感染、血液透析、慢性肾炎、吸烟、糖尿病、药物治疗、胆汁郁积阻塞、慢性肝炎、肝硬化等。apoAⅠ降低是冠心病危险因素。家族性高 TG 血症患者 HDL-C 往往偏低,但apoAⅠ不一定低,不增加冠心病危险;但家族性混合型高脂血症患者 apoAⅠ与HDL-C 却会轻度下降,冠心病危险性高。此外,apoAⅠ缺乏症(如 Tangier 病)、家族性低 α脂蛋白血症、鱼眼病等血清中 apoAⅠ与 HDL-C 极低。apoAⅠ升高主要见于妊娠、雌激素疗法、锻炼、饮酒。

apoB 升高主要见于冠心病、Ⅱa、Ⅱb 型高脂血症、脑血管病、糖尿病、妊娠、胆汁梗阻、脂肪肝、吸烟、血液透析、肾病综合征、慢性肾炎等。流行病学与临床研究已确认,apoB 增高是冠心病危险因素。多数临床研究指出,apoB 是各项血脂指标中较好的 AS 标志物。冠心病、高 apoB 血症的药物干预试验结果表明,降低 apoB 可以减少冠心病发病及促进粥样斑块的消退。apoB 降低主要见于Ⅰ型高脂血症、雌激素疗法、肝病、肝硬化、锻炼、药物疗法及感染等。

apoAⅠ/B 比值随年龄增长而增长,比值与 AS 有关,比值加大,心血管疾病危险性加大。apoAⅠ/B 比值＜1.0 时对评估冠心病的危险性较 TC、TG、HDL-C 和 LDL-C 更重要。

二、脂蛋白(a)

(一)生理与生物化学

Lp(a)中特殊的抗原成分 apo(a)具有高度多态性,apo(a)多态性的来源可能与糖化的程度及其分子多肽键中所含的含 Kringle 4-2(K4-2)拷贝数 3～40 个不等数目有关,后者是主要的原因。所形成的 apo(a)多态表型按检测方法灵敏度可分为 11～34 种不等,分子量 250 000～800 000。血清 Lp(a)浓度主要由基因控制,不受性别、年龄、体重、适度体育锻炼和降胆固醇药物的影响。apo(a)分子大小与血浆中 Lp(a)的浓度通常成反比,后者主要决定于 apo(a)的生成率,高分子量表型的血清 Lp(a)水平低,反之则高。研究发现,apo(a)与纤溶酶原(plasminogen,PLG)具有高度同源性,因而许多学者认为 Lp(a)在 AS 和血栓形成两者之间起一个桥梁作用,认为 Lp(a)不仅是 AS 的危险因素,而且可能与纤溶系统有关。

(二)检测方法

目前尚无公认的血清 Lp(a)测定的参考方法。早期检测 Lp(a)多用电泳法,观察 β 和前 β 脂蛋白之间是否出现额外的 Lp(a)区带,但此法灵敏度低,多用于定性检测。随后相继研制开发出一些直接测定 Lp(a)的免疫化学检测法,如单向免疫扩散法(radial immunodiffusion,RID)、电免疫测定法(electroimmunoassay,EIA)、放射免疫测定法(radioimmunoassay,RIA)、酶联免疫吸附试验(enzymelinked immunoadsordent assay,ELISA)、免疫浊度法[包括免疫散射比浊法(immunonephelometry,INA)和免疫透射比浊法(immunoturbidimetry,ITA)]等。RID 与 EID 因操作简便,不需特殊设备,仍有一些基层单位实验室采用,但缺点是灵敏度低。RIA 的缺点是操作复杂,有放射性核素污染。国内临床实验室最常用的方法为 ELISA 与免疫浊度法。

目前建议免疫浊度法作为临床实验室测定血清 Lp(a)的常规方法,试剂所用抗体应为多克隆抗体[抗 Lp(a)抗体]或混合数株识别 apo(a)上不同抗原位点的单克隆抗体。测定原理是血清中 Lp(a)[或 apo(a)]与试剂中特异性抗 Lp(a)多克隆抗体[或抗 apo(a)单克隆抗体]相结合,形成不溶性免疫复合物,使反应液产生浑浊,浊度高低反映血清样本中 Lp(a)含量,通过 Lp(a)校准血清所作的剂量-响应曲线计算血清样本中 Lp(a)含量。首选 ITA,其次为 INA。这类方法的优点是快速简便、精密度高、易于自动化、适于大批量标本的同时检测。缺点是抗体用量大（为 ELISA 的数倍），对抗体要求高（应具有高特异性、高滴度和高亲和力），颗粒大小不同的 Lp(a) 会产生不一致的光散射与光吸收，而且受标本中的基质的影响较明显。其中 INA 法分速率法和终点法二类，需要专门仪器（散射比浊仪或一些特种蛋白仪，如 Beckman Array 型、Dade Behring BN 100 型等）与专用配套试剂，测定成本较高。ITA 可用一般半自动、全自动生化分析仪，更易被常规分析所采用。由于大多数生化自动分析仪要求检测反应在 10 分钟内完成，所以对所用试剂要求较高，其必须有高活性的抗血清和合适的反应体系。粒子强化免疫测定（PEIA）法采用聚苯乙烯微粒交联抗 apo(a) 抗体，此种特异性胶乳颗粒与血清中 Lp(a) 结合后聚集增大，通过检测透过光的变化，即可进行定量。此法灵敏度较普通 ITA 大为提高，且可以减少 apo(a) 多态性对 Lp(a) 测定值的影响。但胶乳的选择、胶乳与抗体的结合直接影响测定的精密度与试剂的稳定性。

推荐用液体双试剂，液体试剂未开封的试剂盒在 2～8 ℃应至少稳定 6 个月，开封后应至少可保存 1 个月。可根据自动分析仪反应进程曲线确定读取终点时间，一般以 8～10 分钟为宜。采用多点定标（5～7 点），用 Log-logit 转换［非线性 Logit-log3P(4P)］或 $Y = AX^3 + BX^2 + CX + D$ 三次方程回归等方式进行曲线拟合制作剂量-响应曲线计算血清 Lp(a) 含量。质控血清应至少包括有参考范围内水平和病理异常水平的两个值。

检测方法的技术目标如下。①不精密度与不准确度：应分别不大于 4%、10%；②灵敏度：检测下限至少为 5 mg/L；③可检测上限：至少应达 800 mg/L；④特异性：回收率应为 90%～110%，基本不受其他脂蛋白的干扰；⑤干扰因素：TG <5.65 mmol/L、胆红素 <513 μmol/L、血红蛋白 <5 g/L 时，对测定结果基本无干扰。

(三)参考区间

Lp(a) 浓度的个体差异大，人群中呈偏态分布，低者为不能检测（定性为阴性，定量测定为零），高者为显著高值（可达 1 000 mg/L 以上）。一般以 300 mg/L 以上作为病理性增高。对同一个体而言，Lp(a) 值极其恒定，新生儿血清 Lp(a) 约为成人的 1/10，出生后 6 个月已达成人水平。Framingham 子代研究（1996 年）结果显示，56% 受试者血浆 Lp(a) 浓度为 0～100 mg/L，女性 Lp(a) 水平显著高于男性。平均值男性为（200±193）mg/L（中位数为 130 g/L），女性为（214±195）mg/L（中位数为 150 mg/L）。各种方法测定 Lp(a) 所得参考范围大致相近,目前国内外所采用的判断标准基本相同。一般认为 300 mg/L 为临界水平,大于 300 mg/L 以上作为病理性增高。虽然世界卫生组织(WHO)-国际临床化学联合会(IFCC)以 nmol/L 作为血清 Lp(a)的质量单位,但目前商品试剂盒仍以 Lp(a)mg/L 表示。

(四)临床意义

血清 Lp(a)浓度主要与遗传有关,基本不受性别、年龄、体重、适度体育锻炼和降胆固醇药物的影响。Lp(a)升高见于急性时相反应如急性心肌梗死、外科手术、急性风湿性关节炎、妊娠等。在排除各种应激性升高的情况下,Lp(a)被认为是 AS 性心脑血管病及周围动脉硬化的一项独立的危险因素。高 Lp(a)伴LDL-C 增加的冠心病患者心肌梗死发生危险性显著高于 LDL-C 正常者。冠状动脉搭桥手术或冠脉介入治疗后,高 Lp(a)易引起血管再狭窄。Lp(a)增高还可见于终末期肾病、肾病综合征、1 型糖尿病、糖尿病肾病、妊娠和服用生长激素等。此外,接受血透析、腹腔透析、肾移植等时 Lp(a)都有可能升高。

第四节　其他脂质测定

一、高密度脂蛋白(HDL)亚组分胆固醇测定

(一)生理与生物化学

血浆 HDL 是一类颗粒大小不均一的脂蛋白,用物理方法至少可以再分成两个主要的亚群(亚型、亚族或亚组分,HDL_2-C,HDL_3-C),即 HDL_2 和 HDL_3。两者的密度分别是 HDL_2($d = 1.063 \sim 1125$ g/mL)和 HDL_3($d = 1.125 \sim 1.210$ g/mL)。正常情况下,由肝脏合成的新生 HDL 进入血液后转变成 HDL_3,其功能是促进内源性胆固醇外流,再转变为 HDL_2,其胆固醇经肝脏摄取并有部分转变成 VLDL。通过测定这两种亚组分胆固醇的含量的方法来反映 HDL 代谢及生理功能情况。

(二)检测方法

通常采用沉淀法进行 HDL 亚组分胆固醇含量的测定,如聚乙二醇 20 000 沉淀法、硫酸葡聚糖-Mg^{2+} 沉淀法等。以前者为例,其测定原理为:用聚乙二醇

20 000(PEG 20 000)作沉淀剂,以不同浓度在不同 pH 条件下,可将 HDL$_2$ 和 HDL$_3$ 分离开。95 g/L 聚乙二醇 20 000 在 pH 6.5 环境下可将血清中 LDL 和 VLDL 沉淀,离心后上清液中只含 HDL。170 g/L 聚乙二醇 20 000 在 pH 7.5 环境中,可将 LDL、VLDL、HDL$_2$ 沉淀,离心后上清液中只含 HDL$_3$,以酶试剂在自动生化分析仪上测定定各自上清液中胆固醇含量,通过换算,计算出代表 HDL 各亚组分(HDL$_2$-C、HDL$_3$-C)含量。

注意事项主要有:①空腹 12 小时采血,避免标本溶血;②由于 HDL 亚类含量较低,测上清液胆固醇时取样量较大,结果应计算血清稀倍数;③离心时间及速度一定要准确;离心上清液浑浊者应继续离心直到清亮为止。

(三)参考区间

HDL$_2$-C:男 0.16～0.72 mmol/L;女 0.19～0.75 mmol/L。

HDL$_3$-C:男 0.42～1.08 mmol/L;女 0.44～1.06 mmol/L。

HDL$_2$-C/HDL$_3$-C:2/3

(四)临床意义

正常人 HDL$_2$-C 约占 HDL-C 的 2/5,HDL$_3$-C 约占 3/5。血清中 HDL$_3$-C 含量相对较稳定,而 HDL$_2$-C 在各种疾病时变化较大,卵磷脂胆固醇酰基转移酶(LCAT)活力与 HDL 亚组分的分解代谢相关,同时 HDL$_2$ 降低,故测定 HDL 亚组分比测定 HDL-C 价值更大。

HDL$_2$ 和 HDL$_3$ 这两个亚群与心血管疾病患病危险性的关系可能不尽相同。早期的研究多提示血浆 HDL$_2$ 具有明显的抗动脉粥样硬化作用,而 HDL$_3$ 的作用未得到肯定。但是,近年来已有较多研究报道认为,HDL$_3$ 和 HDL$_2$ 对冠心病具有同样的保护作用,甚至有人认为 HDL$_3$ 的保护作用明显大于 HDL$_2$。

一般认为,在心脑血管病时,HDL$_2$-C/HDL$_3$-C 明显减小。肝功能不良时仅 HDL$_3$-C 减小。

二、脂蛋白相关磷脂酶测定

(一)生理与生物化学

脂蛋白相关磷脂酶(lipoprotein-associated phospholipase,Lp-PLA2)是一种在血液和动脉粥样斑块中发现的非钙依赖丝氨酸酯酶,是水解磷脂类的酶家族(超家族)中的重要一员。血液中的 Lp-PLA2 与 LDL 相伴随,并以氧化脂质的形式起作用,在脂蛋白和血管炎症之间以酶的身份发挥作用。Lp-PLA2 进入血管壁后通过水解氧化卵磷脂参与 LDL 的氧化修饰,产生溶血卵磷脂和氧化 FFA 而触发炎性反应,促进动脉粥样硬化斑块的形成。

(二)检测方法

可通过测定血清(浆)Lp-PLA2 活性及质量两种方式反映 Lp-PLA2 水平,临床上推荐测定血清 Lp-PLA2 质量,目前已有可供临床检测使用的商品化试剂盒。美国 diaDexus 公司的 PLAC 法测定血清 Lp-PLA2 水平采用双抗体夹心 ELISA 法,包被抗体为鼠抗人 Lp-PLA2(2C10)抗体,酶标抗体为结合有 HRP 的抗人 Lp-PLA2(4B4)抗体。

注意采集血液标本后尽快分离出血浆(清)并及时进行测定,标本 2～8 ℃可保存 1 周,－20 ℃可贮存 3 个月。PLAC 试验采用 EDTA-K2、肝素抗凝血浆及血清均可。

检测方法的技术指标为(以 PLAC 法为例)以下几个。①精密度:批内变异在 4.3％～5.8％之间,批间变异在 6.3％～8.7％;②灵敏度:1.3 ng/mL;③检测范围:90～897 ng/mL;干扰:胆红素至 342 μmol/L(20 mg/dL)、血红蛋白至 50 g/L、三酰甘油至 3 000 mg/dL、清蛋白至 6 g/dL 对检测无干扰。

(三)参考区间

ELISA:男 131～376 μg/L(ng/mL),女 120～342 μg/L(ng/mL),男性略高于女性。各实验室应建立各自参考范围。

(四)临床意义

Lp-PLA2 这种炎症标志物是冠心病发生的独立危险因素且具有预测作用。苏格兰冠脉预防学会的研究成果,在心血管疾病中的监测位点和决定因素及荷兰鹿特丹的研究表明:传统的冠心病危险因素与其他炎症标志物用多元变量分析的方法依然显示 Lp-PLA2 与冠心病之间存在关联性,并且在动脉粥样硬化高危人群中,Lp-PLA2 对鉴别 LDL-C 低于 130 mg/dL 的冠心病患者具有显著作用。冠心病的专题研究同样显示 Lp-PLA2 与心血管疾病的高危因素密切相关。Lp-PLA2 水平的升高预示着有斑块形成和破裂的很大危险性,患冠心病的危险比其他人要高 37％。在鉴定高危患者方面,Lp-PLA2 和 hs-CRP 互为补充,联合使用这两个指标,可以大大提高预测冠状动脉疾病的能力。

2005 年美国 FDA 批准了由 diaDexus 公司研发,命名为 PLAC。检测血浆 Lp-PLA2的试剂盒用于卒中患者的筛查与诊断。ARIC 研究结果发现,Lp-PLA2 酶水平升高的人群在 6～8 年内患动脉粥样硬化相关的缺血性卒中的危险会增加近 2 倍,Lp-PLA2 可作为卒中的独立预测指标,与传统的危险因素(如心脏收缩压、吸烟、糖尿病、肥胖和 CRP 水平)无相关性,同时高 hs-CRP 水平和高 Lp-PLA2 水平提示缺血性卒中的危险性更高。与血脂(如胆固醇水平)等指标仅用于心血管疾病的筛查和危险预测而不能用于卒中的筛查和危险预测不同,PLAC 检查 Lp-PLA2 将有助于医师更准确地预测卒中危险,患者可采取预防措施,如改变生活习惯或治疗干预(服用他汀或阿司匹林)。此外,新近有作者报道血清 Lp-PLA2 水平增高与痴呆危险增加密切相关。非常可喜的是,现在国外一些药厂正在研制开发针对 Lp-PLA2 的抑制剂,这种药物可降低血浆和/或血管壁上的 Lp-PLA2 水平,以期达到消除炎症相关的动脉粥样硬化的目的,是一种心血管疾病治疗的新途径。

三、残粒样脂蛋白胆固醇测定

(一)生理与生物化学

血浆中初始 CM 和 VLDL 经脂蛋白脂酶(LPL)水解后逐渐失去 TG、磷脂、apoA、apoC,转变成相对富含胆固醇、胆固醇酯和 apoE,分子相对较小,密度较大的颗粒称为 CM-R 和 VLDL-R,总称为富含 TG 脂蛋白残粒(triglyceride-rich lipoprotein remnant,TRL-R)或称为残粒样脂蛋白(remnant lipoprotein,RLP)/残粒样颗粒(remnant-like particles,RLP),实验室指标为 RLP-C 与 RLP-TG,以 RLP-C 最常用。当血液中这些富含胆固醇的 TRL-R 代谢受阻,在血液中堆积时,就有可能沉积在动脉壁上,导致动脉粥样硬化的形成。动物试验发现,TRL-R 促进脂类在小鼠腹膜巨噬细胞中蓄积,刺激血小板聚集,损伤血管内皮下层。还可促使内皮功能失调,使内皮细胞合成更多的细胞间黏附分子、血管细胞黏附分子和组织因子。

(二)检测方法

TRL-R 的分离和测定方法如下。①按脂蛋白的密度不同分离和测定 TRL-R:用超速离心法分离 1.006<d<1.019,即 VLDL 与 LDL 之间的 IDL。②按脂蛋白的电荷不同分离和测定 TRL-R:用琼脂糖电泳分离脂蛋白,VLDL 位于前 β 位,电荷较低少的 TRL-R 电泳位于前 β 位后的一扩散区带(Ⅲ型高脂蛋白血症患者出现宽 β 区带)。③按脂蛋白的分子大小不同测定 TRL-R:用 3% PAGE 或 2%～16% 梯度 PAGE,TRL-R 泳动在 VLDL 和 LDL 之间。④按脂蛋白的脂质组成不同测定 TRL-R:Ⅲ型高脂血症患者 VLDL-C/TC 比值>0.3(mg/dL 计)或 >0.7(mmd/L 计),而正常人比值<0.3。⑤按脂蛋白含 apo 组成不同测定 TRL-

R:TRL-R 中含高浓度 apoE,高胆固醇血症患者下降至 15%,Ⅲ型高脂血症患者增高至 85%。

目前临床上多用按 apo 免疫特性分离和测定 RLP C 的方法——免疫分离法,可以快速简便地用于评价脂蛋白残粒的水平。Nakajima 将 apoB100 单抗(JI-H 抗体,不与 apoB48 反应)(识别除富含 apoE 颗粒外所有含 apoB100 的脂蛋白)和 apoAⅠ单抗(可以识别所有的 HDL 和新合成的含 ApoAⅠ的 CM)结合到琼脂糖珠上,当与血浆混合时,所有 LDL、HDL、新生的 CM 和大部分 VLDL 结合到琼脂糖珠上,上清液中仅为富含 apoE 的 VLDL(VLDL-R)和 CM-R,用高灵敏度的胆固醇或 TG 测定方法可分别测得 RLP-C 与 RLP-TG 含量。2002 年 Doji 发表文章,在以上方法基础上用高灵敏度的酶循环法测定 RLP-C 含量,此法灵敏度高(可检测到 0.10×10^{-3} mmol/LRLP-C),并且反应过程可在自动生化分析仪上完成,方法快速简便,适用于临床实验室常规测定。

RLP-C 免疫分离法试剂目前已有商品化试剂供应。

最好用空腹 12 小时静脉血分离血清或血浆(EDTA-K$_2$ 抗凝),6 小时内完成测定。如不能及时进行测定可放置 4 ℃ 3 天,-20 ℃半年,避免反复冻融。

检测方法的技术指标主要为:免疫分离法测定血浆 RLP-C 的批内 CV 为 2.78%～4.98%,批间 CV 为 3.99%～7.57%;RLP-C 浓度 2.44 mmol/L 以下时线性良好(r=0.992),分析灵敏度为 0.05 mmol/L,回收率为 92.1%～98.3%,免疫分离法(X)与超速离心法(Y)具有良好的相关性,Y＝1.022X＋0.021(r=0.989);TG＜15.3 mmol/L,Hb＜5 g/L,LDL-C＜7.0 mmol/L,HDL-C＜3.0 mmol/L,胆红素＜342 μmol/L,抗坏血酸＜150 mmol/L 时对方法无显著干扰。

血浆中 TRL 迅速在血浆中分解代谢(30～60 分钟),所以 RLP-C 浓度较低。TRL-R 在分解代谢的不同时期大小、组成不均一,很难使测定标准化。

(三)参考区间

因不同方法之间差异较大,目前尚无公认的不同地区人群参考范围。Framingham 研究(1998 年)采用免疫分离法结果显示,女性 RLP-C、RLP-TG 水平均显著低于男性。参考区间如下。

女性 RLP-C:(0.176±0.058)mmol/L[(6.8±2.3)mg/dL],75%百分位数为 0.186 mmol/L(7.2 mg/dL);RLP-TG:(0.204±0.159)mmol/L[(18.1±14.1)mg/dL],75%百分位数为 0.225 mmol/L(19.9 mg/dL)。

男性 RLP-C:(0.208±0.096)mmol/L[(8.0±3.7)mg/dL],75%百分位数为

0.225 mmol/L（8.7 mg/dL）；RLP-TG：（0.301 ± 0.261）mmol/L[（26.7±23.1）mg/dL]，75％百分位数为0.346 mmol/L（30.6 mg/dL）。

此外，绝经期前女性显著低于绝经期后女性，50 岁以下年轻人明显低于老年人。

（四）临床意义

大量研究显示，TRL-R 与早期动脉粥样硬化有关，可能是导致粥样硬化的起始因素，是传统危险因素之外预示心血管事件的独立危险因素。

目前临床上 TRL-R 的检测主要用于冠心病的危险性评估和Ⅲ型高脂蛋白血症的诊断。美国 FDA 最初批准 RLP-C 仅用于Ⅲ型高脂血症的临床诊断，即 1 mol RLP-C 与总 TG 之比＞0.23（用 mg/dL 表示时为＞0.1）可以进行诊断。近年来，批准用于冠心病危险性的评估。血浆 RLP-C 浓度升高见于家族性高脂血症、冠状动脉疾病、糖尿病、晚期肾病、脂肪肝、颈动脉狭窄、心肌梗死、冠状动脉血管成形术后再次狭窄及心脏猝死等。更为重要的是，Ⅲ型高脂血症患者的 RLP-C 至少升高了 3 倍。对那些有血管痉挛并且近期血管造影证实冠状动脉粥样硬化病灶进展的患者，RLP-C 增高是早期心肌梗死的一个明显信号。近年来 Framingham 研究表明，RLP-C 是女性冠心病的独立危险因素，其意义甚至比 TG 更大。

RLP-C 也是衡量脂蛋白残粒代谢的指标，特别适合那些代谢异常的患者如肥胖、代谢综合征、2 型糖尿病和晚期肾病等的治疗监测。Chan 等人研究了 RLP-C、apoB48、apoCⅢ和残粒乳剂的分解代谢速率这 4 项衡量残粒代谢的指标发现，尽管当结果用 TG 浓度作分级标准时这 4 项指标均不正常，表现最好的仍是 RLP-C，它在 TG 升高和正常（＜1.7 mmol/L）的患者中均升高。证明 RLP-C 与 apoB48 和 apoCⅢ之间存在显著相关，CM-R 仅占 RLP-C 的 36％。这项研究进一步强调了 RLP-C 作为脂蛋白残粒代谢指标的正确性。RLP-C 水平可通过降脂治疗进行调节。研究发现，服用如他汀类（如辛伐他汀和阿托伐他汀）、苯氧芳酸类（如吉非贝齐）和烟酸类药物等均可有效降低高脂血症患者的 RLP-C。

第七章

激素类检验

第一节　甲状腺激素检验

甲状腺激素的测定大多采用标记免疫的方法直接测定血清中的激素浓度，包括放射免疫法（RIA）、多相酶联免疫吸附法（ELISA）、均相酶放大免疫法（EMIT），还有化学发光免疫分析及数种荧光免疫法。

一、血清总 T_4（TT_4）和总 T_3（TT_3）测定

血清中的 T_4 和 T_3 99％以上与血浆蛋白结合，即以与甲状腺素结合球蛋白（TBG）结合为主。所以 TBG 的含量可以影响 TT_4 和 TT_3。如当妊娠、应用雌激素或避孕药、急性肝炎、6 周内新生儿等使血清 TBG 增高时，TT_4 也增高。而当应用雄激素、糖皮质激素、水杨酸、苯妥英钠等药物，肝硬化、肾病综合征等低蛋白血症使血清 TBG 降低时，TT_4 也降低。临床测定血清 TT_4 和 TT_3 常用化学免疫法，其灵敏度、特异性、精密度都很高。

（一）参考范围

见表 7-1。

表 7-1　TT_4 和 TT_3 参考范围

年龄（岁）	TT_4（nmol/L）	TT_3（nmol/L）
1～5	95～195	1.3～4.0
6～10	83～179	1.4～3.7
11～60	65～165	1.9～2.9
＞60（男）	65～130	1.6～2.7
＞60（女）	73～136	1.7～3.2

(二)临床应用

(1)血清 TT_4 的增加见于甲状腺功能亢进(简称甲亢)和 TBG 增加,TT_4 降低见于甲状腺功能减退(简称甲减)、TBG 减少、甲状腺炎、药物影响(如服用糖皮质激素等)。TT_4 是诊断甲减可靠和敏感的指标。

(2)血清 TT_3 是诊断甲亢最可靠和灵敏的指标,尤其是对诊断 T_3 型甲亢的患者有特殊意义。这类甲亢患者血清 TT_4 浓度不高,但 TT_3 却显著增高。同样,TT_3 的检测结果也受到血清 TBG 含量的影响。

(3)低 T_3 综合征:在饥饿、慢性消耗性疾病(如肝硬化、未控制的糖尿病等)时,外周 T_4 转变为 rT_3 增加,转变为 T_3 减少,此时血清 T_4 正常而 T_3 减少,即所谓的低 T_3 综合征。

二、血清游离 T_4(FT_4)和游离 T_3(FT_3)的测定

正常情况下,血浆甲状腺激素结合型和游离型之间存在着动态平衡,但只有游离型才具有生理活性,所以 FT_4 和 FT_3 的水平更能真实反映甲状腺功能状况。RIA 法测定 FT_4 和 FT_3 的分为两步:①用沉淀剂将血清所有蛋白(包括 TBG)沉淀除去;②以 RIA 测定上清液中 FT_4、FT_3 的含量。

现在发展的敏感的免疫化学法如时间分辨荧光免疫分析法等,也逐渐应用于临床,逐渐取代有同位素污染的 RIA。

(一)参考范围

FT_4 和 FT_3 在血清中浓度很低,检测结果受检测方法、试剂盒质量等影响显著,所以参考范围差异很大。

FT_4:10~30 pmol/L;FT_3:3.55~10.1 pmol/L(RIA)。

(二)临床应用

总的来说,FT_4 和 FT_3 的临床应用与 TT_4 和 TT_3 相同,但因不受血清 TBG 影响,而是代表具有生物活性的甲状腺激素的含量,因而具有更重要的临床价值。

1.甲亢

对于诊断甲亢来说,FT_4、FT_3 均较 TT_4、TT_3 灵敏,对甲亢患者治疗效果的观察,FT_4、FT_3 的价值更大。

2.甲减

大多数口服 T_4 治疗的患者,在服药后 1~6 小时血中 FT_4 浓度达到高峰,其升高程度与服药剂量有关。FT_4 是甲状腺素替代性治疗时很好的检测指标。

3.妊娠

孕妇血中 TBG 明显增加,因此,FT_4、FT_3 的检测较 TT_4、TT_3 更为准确。

4.药物影响

肝素可能对 FT_4、FT_3 的测定产生影响,使结果偏离。

三、血清反 T_3(rT_3)测定

rT_3 与 T_3 结构基本相同,仅是 3 个碘原子在 3、$3'5'$ 位,主要来源于 T_4,在外周组织(如肝、肾等)经 5-脱碘酶作用生成。rT_3 也是反映甲状腺功能的一个指标。血清中 T_4、T_3 和 rT_3 维持一定比例,可以反映甲状腺激素在体内代谢情况。临床采用 RIA 法和化学发光免疫法测定血清中 rT_3 浓度。

(一)参考范围

$0.15 \sim 0.45$ nmol/L。

(二)临床应用

rT_3 与 T_3 在化学结构上属异构体,但 T_3 是参与机体代谢的重要激素,该过程消耗氧,而 rT_3 则几乎无生理活性。rT_3 增加,T_3 减少,可以降低机体氧和能量的消耗,是机体的一种保护性机制。

(1)甲亢时血清 rT_3 增加,与血清 T_4、T_3 的变化基本一致。而部分甲亢初期或复发早期仅有 rT_3 的升高。

(2)甲低时血清 rT_3 降低。rT_3 是鉴别甲低与非甲状腺疾病功能异常的重要指标之一。

(3)非甲状腺疾病,如心肌梗死、肝硬化、糖尿病、尿毒症、脑血管意外和一些癌症患者,血清中 rT_3 增加,T_3/rT_3 比值降低。这一指标对上述疾病程度的判断、疗效观察及预后估计均有重要意义。

(4)羊水中 rT_3 浓度可作为胎儿成熟的指标。如羊水中 rT_3 低下,有助于先天性甲低的宫内诊断。

四、T_3 摄取率的测定

将 ^{125}I 标记的 T_3($^{125}I\text{-}T_3$)加入患者血清,$^{125}I\text{-}T_3$ 即与血清 TBG 的剩余部分(剩余结合容量)结合,未被结合而成游离态的 $^{125}I\text{-}T_3$ 可被吸附剂(如红细胞、树脂等)吸附。通过测定吸附剂所摄取的 $^{125}I\text{-}T_3$,即可了解 TBG 的剩余结合容量,从而间接反映 TT_4 水平。

^{125}I-T$_3$ 摄取率＝(吸附剂摄取^{125}I-T$_3$ 量)/(加入的^{125}I-T$_3$ 总量)×100％

本试验为体外试验,适于孕妇、乳母及儿童。该试验不受碘剂及抗甲状腺药物的影响,但受血清 TBG 浓度、T$_4$/T$_3$ 比值及苯妥英钠等药物影响,应用时应与T$_4$ 测定合并进行。

(一)参考范围

13％±4.6％(红细胞摄取率)。

(二)临床应用

摄取率＞17％可诊断为甲亢,甲减时降低。

第二节　肾上腺皮质激素检验

肾上腺皮质分泌类固醇激素或称甾体激素,是维持生命所不可缺少的物质。肾上腺皮质的球状带、束状带及网状带,各分泌功能是不同的激素。醛固酮(盐皮质激素)由球状带分泌,是调节水、盐代谢的激素。束状带分泌的皮质醇及皮质酮(糖皮质激素)调节糖、脂肪、蛋白质三大代谢。网状带分泌的性激素主要作用于肌肉、毛发及第二性征的发育。目前已由肾上腺皮质中提出激素数十种,但一般认为皮质醇、皮质酮、醛固酮是正常情况下分泌的最主要的激素。皮质激素的半寿期很短,在血浆中为 80～120 分钟,其代谢产物由尿中排出。尿中出现的皮质激素代谢产物有三大类,即 17-羟皮质类固醇、17-酮类固醇和17-生酮类固醇。前两者为临床上最常用的测量肾上腺皮质功能的试验。肾上腺皮质疾病可分为肾上腺类固醇的增多、减少或不释放等几点。肾上腺皮质功能亢进可表现为皮质醇增多(库欣综合征)、醛固酮增多症及肾上腺雄激素增多(先天性肾上腺增生)。引起库欣病最多见的原因属于医源性,即长期使用糖皮质激素,又可见于良性垂体瘤(ACTH 增加)、肾上腺恶性肿瘤(少见)或腺瘤、异位性 ACTH 分泌等情况。醛固酮增多症时,由于醛固酮体用于远曲小管而引起保钠排钾,钠潴留又使血浆体积增加,血压上升。醛固酮增多症可分为原发性与继发性两种。原发性者即所谓 Conn 综合征,可由肾上腺瘤、癌或增生引起。因此血浆肾素是反应性降低,并有钾钠代谢异常。继发性醛固酮增加,多为非肾上腺性刺激引起,如心功能不全、肾病综合征、梗阻性肾病等,与原发性相反,其血浆肾素升高。

肾上腺皮质功能低下:原发性肾上腺皮质功能低下,即所谓艾迪生病,此病80％是由特异性肾上腺皮质萎缩引起(可能由于自身免疫性原因),此时常合并有内分泌病,如糖尿病、甲状旁腺功能低下、甲状腺病等。其余 20％可能是肾上腺皮质结核、出血、肿瘤、淀粉样变性或感染等。双侧皮质损害 90％时出现症状,由于皮质醇的减少,血 ACTH 升高。

肾上腺皮质功能低下还可能继发于各种原因所引起的 ACTH 减少。

肾上腺皮质功能试验一般可分 3 类:①直接测定体液(血、尿)中肾上腺皮质激素及其产物,是最常用的一类;②通过外源药物的影响而反映肾上腺功能试验;③间接反映肾上腺皮质功能的试验,如唾液中钾、钠浓度测定,这一类试验极为少用。

一、皮质醇测定

肾上腺皮质分泌类固醇激素以皮质醇(氢化可的松)为主,血浆皮质醇分为游离与结合两种形式。测定其血浆皮质醇浓度,是直接了解垂体肾上腺皮质系统功能的方法。皮质醇是由肾上腺皮质束状带合成分泌的一种糖皮质激素,每天分泌 10～35 mg,半衰期约 100 分钟。皮质醇的分泌有明显的昼夜节律,以清晨6～8 时最高(50～250 $\mu g/L$),晚上 10 时至次日凌晨 2 时为最低(20～100 $\mu g/L$)。皮质醇的主要功能是增加糖异生,对蛋白质和脂肪代谢的影响亦非常显著。皮质醇分泌人血后绝大部分与血循环中皮质类固醇结合球蛋白(CBG)结合。真正具有生物活性的只是游离皮质醇,它只占总皮质醇的 1％～3％,亦只有游离的皮质醇才能从肾小球滤过,从尿中排出。故测定尿皮质醇,可排除 CBG 变化的影响,反映血浆游离皮质醇水平。

(一)参考值

上午 8:00:(127±55)$\mu g/L$。

下午 4:00:(47±19)$\mu g/L$。

午夜:(3.4±12)$\mu g/L$。

新生儿脐带血浆:85～550 $\mu g/L$。

(二)临床应用

1.血浆总皮质醇升高

皮质醇增多症(库欣病)、肾上腺肿瘤、妊娠、口服避孕药、异位 ACTH 综合征、垂体前叶功能亢进症、单纯性肥胖、应激状态(如手术、创伤、心肌梗死等)。

2.血浆总皮质醇降低

肾上腺皮质功能降低,垂体前叶功能低下,全身消耗性疾病,口服苯妥钠、水杨酸钠等药物。先天性肾上腺皮质功能低下症,希恩综合征。皮质醇功能减退者,分泌节律基本正常;而血浓度明显降低。

二、皮质酮测定

皮质酮属 21 碳类固醇激素,是合成醛固酮的前体物质。其糖皮质激素活性为皮质醇的1/5,盐皮质激素样活性为皮质醇的 2 倍,为醛固酮的 1/200。

(一)参考值

上午 8:00:(25.5±8.4)nmol/L[(8.8±2.9)ng/mL]。

下午 4:00:(17±8.4)nmol/L[(5.9±1.6)ng/mL]。

(二)临床应用

1.皮质酮增高

见于库欣病、ACTH 瘤、肾小管性酸中毒、肾病综合征、口服避孕药、先兆子痫、充血性心力衰竭、异常钠丢失、特发性水肿、钾离子治疗后给予低钠饮食等。

2.皮质酮降低

见于肾上腺皮质功能减退、单纯性醛固酮缺乏、去氧皮质酮分泌过多(先天性肾上腺皮质增生症,11-β-羟化酶缺乏等)、摄钾过低、大量水摄入、大量滴注高渗盐水。

三、去甲肾上腺素测定

去甲肾上腺素又名正肾上腺素,属于儿茶酚胺类激素。主要由交感神经末梢释放,小部分由肾上腺髓质释放。主要作用于 α 受体。有强烈的收缩血管作用,特别对皮肤、黏膜和肾血管有强烈收缩作用,使血压升高。但对冠状动脉有微弱扩张作用,对心脏 β 受体也有兴奋作用,但比肾上腺素要弱。

(一)参考值

血浆:125～310 ng/L,(200±80)ng/L。

尿:10～70 μg/24 h,(41.5±11.0)μg/24 h。

(二)临床应用

去甲肾上腺素增高见于下列情况。嗜铬细胞瘤、神经母细胞瘤及神经节神经瘤、肝性脑病、晚期肾脏病、充血性心力衰竭。

四、18-羟-11-脱氧皮质酮(18-OH-DOL)测定

18-羟-11-脱氧皮质酮属 21 碳类固醇激素。主要由肾上腺皮质束状带产生,为盐皮质激素。其分泌受 ACTH 和肾素、血管紧张素系统双重调节,以前者为主。其生物效应主要为潴钠排钾。

(一)参考值

普食:(68±26)ng/L。

低钠饮食:(125±24)ng/L。

高钠饮食:(66±8)ng/L。

(二)临床应用

18-羟-11-脱氧皮质酮检测能反映垂体-肾上腺皮质功能。血浆 18-OH-DOL 增高见于库欣综合征或库欣病,原发性醛固酮增多症,原发性高血压。18-羟-11-脱氧皮质酮降低见于艾迪生病,垂体前叶功能低下。

五、醛固酮测定

醛固酮(aldosterone,ALD)是肾上腺皮质球状带合成和分泌的类固醇激素,分子量 360.4,是一个非常强的电解质排泄的调节因子,其作用是增加 Na^+ 和 Cl^- 的回收,排出 K^+ 和 H^+。由于它能影响电解质和水的排泄及血容量,所以对维持机体内环境的恒定起着重要作用。ALD 含量可用放免方法测定。血浆 ALD 可受体位、饮食中钾、钠含量的影响,受血钾、钠浓度的调节,其排泄受肝、肾功能影响。检测血 ALD 的患者应停服利尿剂至少 3 周,停服抗高血压药物 1 周。测定 ALD 时,在试验前要给予高盐饮食,因为高血压患者多维持低盐饮食,会导致尿 ALD 增加而给以假阴性结果。

(一)参考值

1.血 ALD(放免法)

(1)普食饮食:卧位为(86.0±37.5)pmol/L(59.9～173.9 pmol/L);立位为(151.3±88.3) pmol/L(65.2～295.7 pmol/L)。

(2)低钠饮食:卧位为(233.1±20.2)pmol/L(121.7～369.6 pmol/L);立位为(340.9±177.0) pmol/L(139.0～634.0 pmol/L)。

2.尿 ALD

普食:1.0～8.0 μg/24 h 尿;低钠:7～26 μg/24 h 尿。

(二)临床应用

1.ALD 增高

原发性 ALD 增多症、Conn 综合征；双侧肾上腺增生，肾上腺癌、继发性 ALD 增多症、肾素瘤、肾血管性高血压、多发性肾囊肿、Wilms 肿瘤、Portter 综合征，特发性水肿，恶性高血压，充血性心力衰竭、肾性综合征、肝硬化、17α-羟化酶缺乏，Dasmit 综合征，体位性高血压，口服避孕药，先兆子痫或子痫，肾小管酸中毒，妊娠。

2.血 ALD 浓度和尿 ALD 排泄降低

原发性低醛固酮症，继发性低醛固酮症，艾迪生病，双侧肾上腺切除，原发性高血压、18-羟类固醇脱氢酶缺乏，18-羟化酶缺乏，Rose 综合征，Liddle 综合征，11-β-羟化酶缺乏，3-β-羟类固醇脱氢酶缺乏，库欣综合征，服用甘草、可乐定、β-阻滞剂后。

六、口服地塞米松抑制试验

垂体与肾上腺皮质之间，存在着刺激与负反馈之间相互关系，垂体分泌 ACTH，刺激肾上腺皮质分泌糖皮质激素在血中水平升高，反过来抑制垂体前叶 ACTH 的分泌，此试验的原理即在于此。方法是作用强、而剂量小的地塞米松，观察用药后尿中 17-羟皮质类固醇比用药前减少的程度，借此来诊断库欣综合征及其肾上腺皮质病变性质。有小剂量与大剂量法两种。

(一)小剂量法

口服地塞米松，每天 2 mg 分 4 次服，连续 2 天。试验前留 24 小时尿做17 羟皮质类固醇测定，用药后即留 24 小时尿亦做 17-羟皮质类固醇测定，前后两次所测结果进行比较。

临床应用：正常人服地塞米松后，尿 17-羟皮质类固醇排出量明显降低，降低值超过试验前的 50%，或低于 11 μmol/d。肥胖病、Stenleventhal 综合征（多囊卵巢综合征），也受到抑制。

甲状腺功能亢进患者，服地塞米松后，尿 17-羟皮质类固醇降低不如正常人显著。库欣综合征病患者，不管其病变性质如何，均很少下降到 11 μmol/d 或根本不下降。肾上腺皮质功能亢进者，不论其病原为增生性或肿瘤，其抑制一般不大于对照值 50%。

(二)大剂量法

口服地塞米松，每天 8 mg，分 4 次服，连续 2 天仍测定药前后 24 小时进尿中

17-羟皮质类固醇含量,以示比较。

临床应用:病变性质为肾上腺增生所致的库欣综合征者,服药后尿中 17-羟皮质类固醇含量比用药前下降 50%。而病变为肾上腺肿瘤或癌者,则服药后无明显下降或不下降,为肿瘤细胞分泌皮质素有其自主性,不受垂体分泌的 ACTH 控制。女性男性化,先天性肾上腺皮质增生引起的女性假两性畸形者,尿中 17-酮类固醇排泄量明显高于正常。因此,小剂量法试验尿中17-酮类固醇明显降低。如肾上腺皮质肿瘤中所致的男性化病例,在大剂量法试验下,尿中 17-酮类醇无明显降低。

第三节　性激素检验

一、睾酮测定

男性睾酮(testosterone,T)主要是由睾丸间质细胞分泌。肾上腺皮质及卵巢也有少量分泌。属 19 碳类固醇激素,是血中活性最强的雄性激素。睾酮经代谢生成生物活性更强的双氢睾酮(DHT),也可被芳香化为雌二醇。睾酮的分泌受促黄体生成激素(LH)的调节,与下丘脑-垂体轴之间存在负反馈关系。在女性睾酮主要由卵巢和肾上腺分泌的雄烯二酮转化而来。睾酮分泌具有生理节律,通常清晨最高,中午最低。睾酮主要在肝脏灭活,与清蛋白和性腺结合球蛋白结合在体内运输。其主要生理功能是刺激男性性征的出现,促进蛋白质的合成伴有水钠潴留和骨钙磷沉积,此外,睾酮还与 FSH 协同维持生精。

(一)参考值

男性:成人 3～10 ng/mL(放免法);青春期前(后)0.1～0.2 ng/mL。

女性:成人 0.2～0.8 ng/mL;青春期前(后)0.2～0.8 ng/mL;绝经期 0.08～0.35 ng/mL。

(二)临床应用

1.血睾酮增高

(1)睾丸间质细胞瘤。

(2)先天性肾上腺皮质增生(21-、1-羟化酶缺陷)及肾上腺肿瘤。

(3)女性男性化,XYY女性,多囊卵巢综合征患者。

(4)注射睾酮或促性腺激素。

(5)多毛症。

2.血睾酮降低

(1)先天性睾丸发育不全综合征、睾丸炎或X线照射后等。

(2)垂体前叶功能减退。

(3)性腺功能减退:类睾综合征(如Kallman综合征)及睾丸不发育或睾丸消失综合征。

二、双氢睾酮测定

双氢睾酮(dihydratestosterone,DHT)是19碳类固醇雄性激素。血循环中的双氢睾酮一部分来自睾丸间质细胞的合成、分泌,一部分由睾酮在外周的代谢转化而来。其产生量男性约为300 μg/d,女性为50～70 μg/d,在有的靶细胞内睾酮必须代谢至DHT后,再和相应的特异受体相结合发挥生理效应。DHT的生理作用同睾酮。

(一)参考值

男性:1.02～2.72 nmol/L(放免法)。

女性:0.10～0.43 nmol/L。

(二)临床应用

1.双氢睾酮增高

男性睾丸间质细胞瘤、女子多毛症、多囊卵巢综合征、真性性早熟等。

2.双氢睾酮降低

睾丸女性化、发育不良、睾丸间质细胞发育不良、女性外阴硬化性苔藓等。

三、脱氧异雄酮测定

脱氢异雄酮(dehydroepiandrosterone,DHA)是由17α羟孕烯醇酮经17碳链酶作用而成,为雄烯二酮及睾酮的前体,DHA是肾上腺皮质分泌的主要雄激素。此外,卵巢与睾丸也有少量产生,分泌量成人平均每天约为25 mg。DHA入血后,一部分在外周组织转化为睾酮(雄性激素的生理作用见睾酮项目)。

(一)参考值

男性:(32.3±12.1)nmol/L(20.8～45 nmol/L)。

女性:(21.4±8.3)nmol/L(13.8～31.2 nmol/L)。

（二）临床应用

肾上腺皮质肿瘤患者能产生大量的 DHA,尤其是恶性肾上腺肿瘤。先天性肾上腺皮质增生症,如3-β羟脱氢酶缺乏症(17-β-羟脱氢酶缺陷症)、女性多毛症。妊娠中晚期母血中 DHA 降低。

四、雄烯二酮测定

雄烯二酮的生物活性介于活性很强的雄性激素睾酮和雄性激素很弱的去氢雄酮之间。雄烯二酮具有激素原的特性。在女性雄烯二酮的 50% 来自卵巢、50% 来自肾上腺。女性日产率超过 3 000 μg,男性则更高。成年男性雄烯二酮测定水平略低同龄女性,绝经妇女因肾上腺及卵巢的含量均减少致血循环中的浓度下降。

（一）参考值

男性:(6.3±1.7)nmol/L(3.5～7.5 nmol/L)。

女性:(7.1±2.0)nmol/L(4.5～10.8 nmol/L)。

（二）临床应用

正常妇女雄烯二酮的分泌量为睾酮的 10 倍。在女性卵巢中也能测到雄烯二酮,男性化疾病的女性雄烯二酮水平可升高。先天性肾上腺皮质增生时可增高,多囊卵巢病时雄烯二酮正常或轻度升高,多毛症增高。

雄烯二酮降低:男性发育延迟(1.6～3.0 nmol/L),侏儒症。

五、17α-羟孕酮测定

17α-羟孕酮(17-α-hydosy progesterone,17α-OHP)由肾上腺皮质及性腺产生,其黄体酮活性很低。17α-OHP经 21-羟化生成皮质醇的前体化合物 S(CpS)。17α-OHP具有与肾上腺皮质醇相一致的昼夜节律变化。成年育龄妇女17α-OHP浓度随月经周期而变化,黄体期高于卵泡期。妊娠时胎儿、胎盘及肾上腺可产生大量 17α-OHP。妊娠 32 周后 17α-OHP 浓度急剧升高直到分娩期,17α-OHP也存在于新生儿的脐带血中。

（一）参考值

育龄女性:卵泡期 0.1～0.8 ng/mL;黄体期 0.27～2.9 ng/mL;妊娠末 3 个月 2～12 ng/mL。

男性:0.31～2.13 ng/mL。

(二)临床应用

21-羟化酶缺乏的先天性肾上腺皮质增生患者血 17α-OH-P 浓度明显升高，11-羟化酶缺乏时 17α-OHP 上升幅度较少。约 6％的成年多毛女性有不同程度的 21-羟化酶缺乏。这一类迟发型缺乏症病例中 17P 浓度常超过卵泡期的高限 0.9 ng/mL。17α-OHP 的测定也用于分析男性和女性的普通痤疮、男性秃顶及一些不明原因的不育症。

六、雌二醇测定

雌二醇(estradiol,E_2)是一种 C18 类固醇激素,E_2 由睾丸、卵巢和胎盘分泌释放入血,或由雄激素在性腺外转化而来。E_2 是生物活性最强的天然雌激素。对于排卵的女性,E_2 起初来源于一组正在成熟的卵泡,最后则来源于一个完整的即将排卵及由它形成的黄体。绝经后的女性 E_2 来源于雄激素的转化,循环中 E_2 水平低,不具周期性变化。青春期前的儿童和男性 E_2 水平低也不具周期性变化。

(一)参考值

男性:110～264.2 pmol/L。

女性:卵泡期 132～220 pmol/L;排卵期 1 431～2 932 pmol/L;黄体期 403.7～1 123 pmol/L。

(二)临床应用

E_2 浓度是检查下丘脑、垂体、生殖靶腺轴功能指标之一。对诊断早熟,发育不良等内分泌及妇科疾病有一定价值。E_2 增高还见于多胎妊娠、糖尿病孕妇、肝硬化、卵巢癌、浆液性囊腺癌、不明原因乳房发育、男性、肾上腺肿瘤等。

E_2 降低见于:妊娠高血压综合征、无脑儿、下丘脑病变、垂体卵巢性不孕、皮质醇增高症、希恩综合征、胎儿宫内死亡、下丘脑促性腺激素释放激素(GnRH)类似物对垂体具有调节作用等。

七、雌三醇测定

雌三醇(estriol,E_3)属 18 碳类固醇激素。一般认为 E_3 是 E_2 和雌酮的代谢产物,生物活性较它们为低。在妊娠中晚期,胎盘合成的 E_3 大部分来自胎儿的 16-α-羟硫酸脱氢异雄酮。E_3 能反映胎儿-胎盘单位功能,因此,通过测定 E_3 监测胎盘功能及胎儿健康状态具有重要意义。

(一)参考值

成人：$(0.58\pm0.04)\mu g/L$。

(二)临床应用

1.E_3 增高

先天性肾上腺增生所致胎儿男性化、肝硬化、心脏病。

2.E_3 降低

胎儿先性肾上腺发育不全,无脑儿,胎儿宫内生长迟缓,孕期应用糖皮质激素,胎盘硫酸酯酶缺乏,过期妊娠,胎儿窘迫,死胎,胎儿功能不良,妊娠高血压综合征,先兆子痫等。

八、雌酮测定

雌酮(estrone,E_1)属18碳类固醇雌激素,其活性次于E_2。E_1来源于脱氧异雄酮(DHA),E_2在肝脏灭活后亦生成E_1。

(一)参考值

男性：$(216.1\pm83.3)pmol/L$。

女性：卵泡期$(290.8\pm77.3)pmol/L$;排卵期$(1\ 472.6\pm588.7)pmol/L$;黄体期$(814.0\pm162.8)pmol/L$;绝经后$(125.1\pm88.8)pmol/L$。

(二)临床应用

1.E_1 增高

睾丸肿瘤、心脏病、肝病、系统性红斑狼疮、心肌梗死、多囊卵巢综合征、卵巢颗粒细胞肿瘤。

2.E_1 降低

原发性、继发性闭经、垂体促性腺激素细胞功能低下,LH 和 FSH 分泌减少,继而卵巢内分泌功能减退,雌酮和雌二醇均降低。高催乳素征、神经性厌食、特纳综合征。

九、黄体酮测定

黄体酮(progesterone,P)是在卵巢、肾上腺皮质和胎盘中合成的,尿中主要代谢产物是孕二醇。由于 LH 和 FSH 的影响,在正常月经周期的排卵期卵巢分泌黄体酮增加,排卵后 6～7 天达高峰。排卵后的黄体是月经期间黄体酮的主要来源,如果卵子未受精,则本黄体萎缩出现月经,黄体酮水平下降;如果卵子受精,由于来自胎儿胎盘分泌的促性腺激素的刺激,黄体继续分泌黄体酮。妊娠第七周开始胎盘分泌黄体酮的自主性增强,在量上超过黄体。黄体酮可排制子宫兴奋性,此种对子宫收缩的抑制作用可持续至分娩前。

(一)参考值

女性:卵泡期(0.79±0.40)ng/mL(0.2~0.9 ng/mL);排卵期(2.05±1.11)ng/mL(1.16~3.13 ng/mL);黄体期(13.59±4.25)ng/mL(3.0~35 ng/mL);绝经期后0.03~0.3 ng/mL;妊娠20~400 ng/mL。

男性:(0.48±0.17)ng/mL。

(二)临床应用

1.确证排卵

要使黄体酮成为排卵的有用指标需在黄体中期取血。太靠近月经或在 LH 分泌高峰的3~4 天内,黄体酮正急剧升高或下跌,结果不稳定。一次随机的黄体期水平>3 ng/mL 是支持排卵的强有力证据。

2.除外异位妊娠

黄体酮水平≥25 ng/mL 可除外异位妊娠(97.5%)。

3.除外活胎

不管胎位如何,单次血清黄体酮≤5 ng/mL,可除外活胎提示为死胎。

4.流产

先兆流产时虽其值在高值内,若有下降则有流产趋势。

第四节　其他激素检验

一、尿 17-酮类固醇(17-KS)检验

(一)原理

尿中 17-酮类固醇是肾上腺皮质激素及雄性激素的代谢产物,大部分为水溶性的葡萄糖醛酸酯或硫酸酯,必须经过酸的作用使之水解成游离的类固醇,再用有机溶剂提取,经过洗涤除去酸类与酚类物质。17-酮类固醇分子结构中的酮-亚甲基($-CO-CH_2-$)能与碱性溶液中的间二硝基苯作用,生成红色化合物。在 520 nm 有一吸收峰,可以进行比色测定。

(二)患者准备与标本处理

(1)取样前 1 周,患者应停止饮茶和服用甲丙氨酯、氯丙嗪、降压灵、普鲁卡因胺、类固醇激素、中草药及一些带色素的药物,以减少阳性干扰。

(2)尿量应通过饮水调控在 1 000~3 000 mL/24 h。

(3)收集 24 小时尿液加浓盐酸约 10 mL 或甲苯 5 mL 防腐。如尿液不能及时进行测定,应置冰箱内保存,以免 17-酮类固醇被破坏而使测定数值降低。

(三)参考值

成年男性:(28.5~61.8)μmol/24 h。

成年女性:(20.8~52.1)μmol/24 h。

二、尿 17-羟皮质类固醇(17-OHCS)检验

(一)原理

在酸性条件下,17-羟皮质类固醇水溶性下降,用正丁醇-氯仿提取尿液中的17-羟皮质类固醇,在尿提取物中加入盐酸苯肼和硫酸,17-羟皮质类固醇与盐酸苯肼作用,成黄色复合物,用氢化可的松标准液同样呈色,以分光光度计比色,求得其含量。

(二)患者准备与标本处理

同尿 17-酮类固醇测定。

(三)参考值

成年男性:(27.88±6.6)μmol/24 h。

成年女性:(23.74±4.47)μmol/24 h。

三、尿香草扁桃酸(VMA)检验

(一)原理

用乙酸乙酯从酸化尿液中提取 VMA 和其他酚酸,然后反提取到碳酸钾水层。加入高碘酸钠($NaIO_4$),使 VMA 氧化成香草醛(vanillin)。用甲苯从含有酚酸杂质的溶液中选择性提取香草醛,再用碳酸盐溶液反抽提到水层,用分光光度计于波长为 360 nm 测定水层中香草醛的浓度。

(二)患者准备与标本处理

(1)收集标本前 1 周限制患者食用含有香草醛类的食物,如巧克力、咖啡、柠檬、香蕉及阿司匹林和一些降压药物,这些药物中含有酚酸对该法有阳性干扰,

可使结果假性升高。

(2)尿量应通过饮水调控在 1 000~3 000 mL/24 h。

(3)收集 24 小时尿液加浓盐酸约 10 mL 或甲苯 5 mL 防腐。若尿液不能及时进行测定,应置冰箱内保存,以免 VMA 被破坏而使测定数值降低。

(三)分光光度法参考值

见表 7-2。

表 7-2　分光度法参考值

年龄	mg/24 h	μmol/24 h
0~10 天	<0.1	<0.5
11 天到 24 个月	<2.0	<10
25 个月到 18 岁	<5.0	<25
成人	2~7	10~35

第八章

细菌学检验

第一节　化脓性球菌检验

球菌是细菌中的一大类。对人类有致病性的病原性球菌主要引起化脓性炎症,故又称化脓性球菌。革兰氏阳性球菌有葡萄球菌属、链球菌属、肠球菌属、肺炎链球菌等;革兰氏阴性球菌有脑膜炎奈瑟菌、淋病奈瑟菌和卡他莫拉菌等。

一、葡萄球菌属

葡萄球菌属细菌是一群革兰氏阳性球菌,通常排列成不规则的葡萄串状,故名。其广泛分布于自然界、人的体表及与外界相通的腔道中,多为非致病菌,正常人体皮肤和鼻咽部也可携带致病菌株,其中医务人员带菌率可高达 70% 以上,是医院内交叉感染的重要来源。葡萄球菌属分为 32 个种、15 个亚种。

(一)生物学特性

本菌呈球形或略椭圆形,直径 $0.5\sim1.5~\mu m$,革兰氏阳性,葡萄串状排列。无鞭毛、无芽孢,除少数菌株外,一般不形成荚膜。

需氧或兼性厌氧,营养要求不高,最适生长温度 35 ℃,最适 pH 为 7.4,多数菌株耐盐性强。在普通平板上培养 18~24 小时,形成直径为 2 mm 左右,呈金黄色、白色或柠檬色等不同色素,凸起、表面光滑、湿润、边缘整齐的菌落。血平板上,金黄色葡萄球菌菌落周围有明显的透明溶血环(β溶血),在肉汤培养基中呈均匀浑浊生长。

葡萄球菌属的表面抗原主要有葡萄球菌 A 蛋白(Staphylococcal protein A,SPA)和多糖抗原两种。SPA 是细胞壁上的表面蛋白,具有种、属特异性。SPA

具有抗吞噬作用,可与人类 IgG 的 Fc 段非特异性结合而不影响 Fab 段,故常用含 SPA 的葡萄球菌作为载体,结合特异性抗体后,开展简易、快速的协同凝集试验,用于多种微生物抗原的检测。多糖抗原存在于细胞壁上,是具有型特异性的半抗原。金黄色葡萄球菌所含的多糖抗原为核糖醇磷壁酸,检测机体磷壁酸抗体有助于对金黄色葡萄球菌感染的诊断。

葡萄球菌是抵抗力最强的无芽孢菌,耐干燥、耐盐,在 $100 \sim 150$ g/L 的 NaCl 培养基中能生长,对碱性染料敏感,1:(10 万~20 万)甲紫能抑制其生长。近年来由于抗生素的广泛应用,耐药菌株迅速增多,尤其是耐甲氧西林金黄色葡萄球菌已成为医院感染最常见的致病菌。

(二)致病物质与所致疾病

本菌属以金黄色葡萄球菌毒力最强,可产生多种侵袭性酶及毒素,如血浆凝固酶、耐热核酸酶、溶血毒素、杀白细胞素、表皮剥脱毒素、毒性休克综合征毒素-1 等,30%~50%的金黄色葡萄球菌可产生肠毒素,耐热,100 ℃、30 分钟不被破坏。可引起疖、痈、骨髓炎等侵袭性疾病和食物中毒、烫伤样皮肤综合征(Staphylococcal scalded skin syndrome,SSSS)、毒性休克综合征等毒素性疾病。

凝固酶阴性葡萄球菌(coagulase-negative Staphylococci,CNS)近年来已成为医院感染的主要病原菌,以表皮葡萄球菌为代表,可引起人工瓣膜性心内膜炎、尿道、中枢神经系统感染和菌血症等。

(三)微生物学检验

1.标本采集

根据感染部位不同,可采集脓液、创伤分泌物、穿刺液、血液、尿液、痰液、脑脊液、粪便等,采集时应避免病灶周围正常菌群污染。

2.直接显微镜检查

无菌取脓液、痰、渗出物及脑脊液(离心后取沉渣)涂片,革兰氏染色镜检,本菌属为革兰氏阳性球菌,葡萄状排列,无芽孢,无荚膜,应及时向临床初步报告"查见革兰氏阳性葡萄状排列球菌,疑为葡萄球菌",并进一步分离培养和证实。

3.分离培养

血标本应先增菌培养,脓液、尿道分泌物、脑脊液沉淀物直接接种血平板,金黄色葡萄球菌在菌落周围有透明(β)溶血环。尿标本必要时做细菌菌落计数,粪便、呕吐物应接种高盐甘露醇平板,可形成淡黄色菌落。

4.鉴定

葡萄球菌的主要特征:革兰氏阳性球菌,不规则葡萄串状排列;菌落圆形、凸起、不透明,产生金黄色、白色或柠檬色等脂溶性色素,在含 10%～15% 的 NaCl 平板中生长;触酶阳性,金黄色葡萄球菌凝固酶阳性,耐热核酸酶阳性,发酵甘露醇。

(1)血浆凝固酶试验:鉴定致病性葡萄球菌的重要指标,有玻片法和试管法,前者检测结合型凝固酶,后者检测游离型凝固酶,以 EDTA 抗凝兔血浆为最好。玻片法即刻血浆凝固为阳性;试管法以 37 ℃水浴 3～4 小时凝固为阳性,24 小时不凝固为阴性。

(2)耐热核酸酶试验:用于检测金黄色葡萄球菌产生的耐热核酸酶,是测定葡萄球菌有无致病性的重要指标之一。

(3)磷酸酶试验:将被检菌点种在含有对硝基酚磷酸盐的 pH 为 5.6～6.8 M-H琼脂上,35 ℃过夜培养,菌落周围出现黄色为阳性。

(4)吡咯烷酮芳基酰胺酶试验:将被检菌 24 小时斜面培养物接种于含吡咯烷酮 β-萘基酰胺(PYR)肉汤中,35 ℃孵育 2 小时,加入 N,N-二甲氧基肉桂醛试剂后 2 分钟内产生桃红色为阳性。

临床上常用商品化鉴定系统如 Vitek2、Vitek AMS-3、API staph 等进行鉴定。

5.肠毒素测定

经典方法是幼猫腹腔注射食物中毒患者的高盐肉汤培养物,4 小时内动物发生呕吐、腹泻、体温升高或死亡者,提示有肠毒素存在的可能。现常用 ELISA或分子生物学方法检测肠毒素。

(四)药物敏感性试验

葡萄球菌属细菌药敏试验常规首选抗生素为苯唑西林和青霉素;临床常用药物是阿奇霉素、克林霉素、甲氧苄啶、万古霉素等。通过药敏试验可筛选出耐甲氧西林葡萄球菌(methicillin resistant Staphylococcus,MRS),该菌携带 mecA基因,编码低亲和力青霉素结合蛋白,导致对甲氧西林、所有头孢菌素、碳青霉烯类、青霉素类＋青霉素酶抑制剂等抗生素耐药,是医院感染的重要病原菌,多发生于免疫缺陷患者、老弱患者及手术、烧伤后的患者,极易导致感染暴发流行,治疗困难,病死率高。

葡萄球菌是临床上常见的细菌,经涂片染色镜检观察到革兰氏阳性球菌,菌落形态典型,若触酶试验阳性,应先用凝固酶试验检查,将其分成凝固酶阳性和凝固酶阴性细菌。前者大多为金黄色葡萄球菌,应及时快速鉴定和进行药敏试验,尽快报告临床。后者如果是从输液导管、人工植入组织中分离出的细菌,应视为病原菌,须鉴定到种。若药物敏感性试验为甲氧西林耐药的菌株,则报告该菌株对所有青霉素、头孢菌素、碳青霉烯类、β-内酰胺类和 β-内酰胺酶抑制剂类抗生素均耐药,同时对氨基糖苷类、大环内酯类和四环素类抗生素也耐药。

二、链球菌属

链球菌属细菌是化脓性球菌中的常见菌,种类繁多,广泛分布于自然界、人及动物肠道和健康人鼻咽部,大多数不致病。

(一)生物学特性

链球菌革兰氏染色阳性,球形或椭圆形,直径为 $0.5\sim1.0\ \mu m$,链状排列,链的长短与细菌的种类和生长环境有关,在液体培养基中形成的链较固体培养基上的链长。无芽孢,无鞭毛。多数菌株在培养早期(2~4小时)形成透明质酸的荚膜。肺炎链球菌为革兰氏阳性球菌,直径为$0.5\sim1.25\ \mu m$,菌体呈矛头状、成双排列,宽端相对,尖端向外,在脓液、痰液及肺组织病变中亦可呈单个或短链状。无鞭毛、无芽孢,在机体内或含血清的培养基中可形成荚膜。

链球菌营养要求较高,培养基中需加入血液或血清、葡萄糖、氨基酸、维生素等物质。多数菌株兼性厌氧,少数为专性厌氧。最适生长温度为 35 ℃,最适 pH 为 7.4~7.6。在液体培养基中为絮状或颗粒状沉淀生长,易形成长链。在血平板上,经培养18~24小时后可形成圆形、凸起、灰白色、表面光滑、边缘整齐的细小菌落,菌落周围可出现 3 种不同类型的溶血环。①甲型(α或草绿色)溶血:菌落周围有 1~2 mm 宽的草绿色溶血环,该类菌又称草绿色链球菌;②乙型(β或透明)溶血:菌落周围有 2~4 mm 宽的透明溶血环,该类菌又称溶血性链球菌;③丙型(γ)溶血:菌落周围无溶血环,该类菌又称不溶血性链球菌。

肺炎链球菌在血平板上形成灰白色、圆形、扁平的细小菌落,若培养时间过长,可因产生自溶酶而形成脐状凹陷,菌落周围有草绿色溶血环。在液体培养基中呈浑浊生长。但培养时间过长,因产生自溶酶而使培养液变澄清,管底沉淀。

链球菌主要有多糖抗原、蛋白质抗原和核蛋白抗原 3 种。多糖抗原又称 C 抗原,有群特异性,位于细胞壁上。根据 C 抗原的不同,将链球菌分为 A、B、C、D…20 个群,对人致病的90%属 A 群。蛋白质抗原又称表面抗原,位于 C 抗原外层,具有型特异性,有 M、T、R、S 4 种。如 A 群链球菌根据 M 抗原不同,可分成约 100 个型;B 群分 4 个型;C 群分 13 个型。M 抗原与致病性有关。核蛋白抗原又称 P 抗原,无特异性,为各种链球菌所共有,并与葡萄球菌有交叉抗原性。

肺炎链球菌根据荚膜多糖抗原的不同,分为 85 个血清型。引起疾病的有 20 多个型。其中菌体多糖抗原可被血清中的 C 反应蛋白(C reactive protein,CRP)沉淀。正常人血清中只含微量 CRP,急性炎症者含量增高,故常以测定

CRP 作为急性炎症诊断的依据。

有荚膜的肺炎链球菌经人工培养后可发生菌落由光滑型向粗糙型(S-R)的变异,同时随着荚膜的消失,毒力亦随之减弱。将 R 型菌落的菌株接种动物或在血清肉汤中培养,则又可恢复 S 型。

(二)致病物质与所致疾病

链球菌可产生多种外毒素和胞外酶,如透明质酸酶、链激酶、链道酶、链球菌溶血素 O 和溶血素 S、M 蛋白、脂磷壁酸等。而荚膜、溶血素、神经氨酸酶是肺炎链球菌重要的致病物质。

A 群链球菌也称化脓性链球菌,致病力强,引起急性呼吸道感染、丹毒、软组织感染、猩红热等,还可致急性肾小球肾炎、风湿热等变态反应性疾病。B 群链球菌又称无乳链球菌,主要引起新生儿败血症和脑膜炎。肺炎链球菌主要引起大叶性肺炎、支气管炎、中耳炎、菌血症等。草绿色链球菌亦称甲型溶血性链球菌,是人体口腔、消化道、女性生殖道的正常菌群,常不致病,偶可引起亚急性细菌性心内膜炎。

(三)微生物学检验

1.标本采集

采集脓液、鼻咽拭子、痰、脑脊液、血液等标本。风湿热患者取血清做抗链球菌溶血素 O 抗体测定。

2.直接显微镜检查

(1)革兰氏染色镜检:痰、脓液、脑脊液等直接涂片,染色镜检。见链状排列革兰氏阳性球菌的形态特征可初报。如发现革兰氏阳性矛头状双球菌,周围有较宽的透明区,经荚膜染色确认后可初报"找到肺炎链球菌"。

(2)荚膜肿胀试验:用于检查肺炎链球菌。将接种待检菌的小鼠腹腔液,置于玻片上,混入不稀释抗荚膜抗原免疫血清,加少量碱性亚甲蓝染液,覆盖玻片,油镜检查。肺炎链球菌如遇同型免疫血清,则荚膜出现肿胀,为阳性。

3.分离培养

血液、脑脊液标本需肉汤培养基增菌培养,痰液、脓液、咽拭标本可接种于血平板。怀疑肺炎链球菌者,需置于 $5\% \sim 10\% CO_2$ 环境培养。阴道分泌物应置于含多黏菌素($10 \mu g/mL$)和萘啶酸($15 \mu g/mL$)选择性培养肉汤中孵育 $18 \sim 24$ 小时,再作分离培养,观察菌落性状和溶血特性。β 溶血的 A、C、G 群菌落较大,直径 > 0.5 mm,而米勒链球菌则 < 0.5 mm。B 群链球菌溶血环较 A、C、G 群

模糊,某些 B 群链球菌无溶血环。

4.鉴定

链球菌的主要特征是:革兰氏阳性球菌,链状排列,肺炎链球菌呈矛头状,常成双排列,有荚膜;血平板上形成灰白色、圆形凸起的细小菌落,菌株不同可呈现不同的溶血现象;触酶阴性,能分解多种糖类、蛋白质和氨基酸。肺炎链球菌培养 48 小时后菌落呈"脐状"凹陷,有草绿色溶血环,多数菌株分解菊糖,胆盐溶解试验和奥普托欣敏感试验阳性,可区别肺炎链球菌与草绿色链球菌。

(1)β 溶血性链球菌。①兰斯菲尔德群特异性抗原鉴定:B 群为无乳链球菌,F 群为米勒链球菌,A、C、G 群抗原不是种特异性抗原,还需根据菌落大小和生化反应进一步鉴定(表 8-1)。②PYR试验:化脓性链球菌产生吡咯烷酮芳基酰胺酶,可水解吡咯烷酮 β-萘基酰胺,加入试剂后产生桃红色。③杆菌肽敏感试验:将 0.04 U 杆菌肽药敏纸片贴在涂布有待测菌的血平板上,35 ℃孵育过夜后,观察抑菌环以判断是否为敏感;化脓性链球菌为阳性,有别于其他 PYR 阳性的β 溶血性细菌(猪链球菌、海豚链球菌)和 A 群小菌落 β 溶血性链球菌(米勒链球菌),此法可作为筛选试验。④V-P 试验:可鉴别 A、C、G 群 β 溶血的大、小两种不同菌落。⑤CAMP 试验:无乳链球菌能产生 CAMP 因子,它可促进金黄色葡萄球菌溶血能力,使其产生显著的协同溶血作用,试验时先将金黄色葡萄球菌(ATCC25923),沿直径划线接种,再沿该线垂直方向接种无乳链球菌,两线不得相接,间隔为 3~4 mm,35 ℃孵育过夜,两种划线交界处出现箭头状溶血,即为阳性反应。本法可作为无乳链球菌的初步鉴定试验。

表 8-1　β溶血链球菌鉴别

Lancefield 抗原群	菌落大小	菌种	PYR	V-P	CAMP	BGUR
A	大	化脓性链球菌	+	−	−	
A	小	米勒链球菌	−	+	−	
B		无乳链球菌	−	−	+	
C	大	马链球菌	−	−	−	+
C	小	米勒链球菌	−	+	−	
F	小	米勒链球菌	−	+	−	
G	大	似马链球菌	−	−	−	+
G	小	米勒链球菌	−	+	−	
未分群	小	米勒链球菌	−	+	−	

(2)非 β 溶血链球菌:包括不溶血和 α 溶血 C、G 群链球菌,其生化特征见表 8-2。

表 8-2 非 β 溶血链球菌的鉴别

菌种	Optochin 敏感试验	胆汁溶菌试验	胆汁七叶苷试验
肺炎链球菌	S	+	－
草绿色链球菌	R	－	－
牛链球菌	R	－	+

(3)草绿色链球菌:目前借助常规方法鉴定到种有一定困难,通常将其鉴定到群。根据16 SrRNA可分为温和链球菌群、米勒链球菌群、变异链球菌群和唾液链球菌群,各群鉴别特征见表 8-3。

表 8-3 草绿色链球菌的鉴别

菌群	V-P	脲酶	精氨酸	七叶苷	甘露醇	山梨醇
温和链球菌群	－	－	－	－	－	－
变异链球菌群	+	－	－	+	+	+
唾液链球菌群	+/－	+/－	－	+	－	－
米勒链球菌群	+	－	+	+/－	+/－	

5.血清学诊断

抗链球菌溶血素 O 试验常用于风湿热的辅助诊断,活动性风湿热患者的抗体效价一般超过 400 U。

(四)药物敏感性试验

链球菌属细菌药敏试验选择抗生素:A 组为红霉素、青霉素或氨苄西林等;B 组为头孢吡肟、头孢噻肟或头孢曲松等;C 组为氧氟沙星、左氧氟沙星等。

青霉素是抗链球菌的首选药物,值得注意的是耐青霉素的肺炎链球菌(penicillin resistant Streptococous pneomonia,PRSP)和草绿色链球菌,若来源于血和脑脊液,则应检测该菌株对头孢曲松、头孢噻肟和美洛培南的 MIC,以判断敏感、中介或耐药。

无论从何种临床标本中分离出 β 溶血性链球菌及肺炎链球菌,均应及时报告临床。咽部标本中分离出化脓性链球菌应迅速报告临床并及时使用抗生素以减少并发症的发生。C、G 群大菌落的 β 溶血性链球菌是咽喉炎病原体,而米勒链球菌群尽管是正常菌群之一,但只要是在脓肿或伤口中分离出的都应视为致病菌而非污染菌。

三、肠球菌属

肠球菌属是 1984 年新命名的菌属,属于链球菌科,有 19 个种,分成 5 群。临床分离的肠球菌多属于群 2,如粪肠球菌、屎肠球菌。

(一)生物学特性

本菌为革兰氏阳性球菌,大小为 $(0.6 \sim 2.0)\mu m \times (0.6 \sim 2.5)\mu m$,单个、成对或短链状排列,琼脂平板上生长的细菌呈球杆状,液体培养基中呈卵圆形、链状排列。无芽孢,无荚膜,个别菌种有稀疏鞭毛。兼性厌氧,最适生长温度为 35 ℃,大多数菌株在 10 ℃和 45 ℃均能生长。所有菌株在含 6.5% NaCl 肉汤中能生长,在 40% 胆汁培养基中能分解七叶苷。当粪肠球菌培养于含血的培养基中,可合成细胞色素或触酶或两者皆有。含 D 群链球菌 D 抗原。

(二)致病物质与所致疾病

肠球菌属是人类肠道中的正常菌群,多见于尿路感染,与尿路器械操作、留置导尿、尿路生理结构异常有关,是重要的医院感染病原菌。也可见于腹腔和盆腔的创伤感染。近年来不断上升的肠球菌感染率和广泛使用抗生素出现的耐药性有关。肠球菌引起的菌血症常发生于有严重基础疾病的老年人、长期住院接受抗生素治疗的免疫功能低下患者。

(三)微生物学检验

1.标本采集

采集尿液、血液及脓性分泌物等。

2.直接显微镜检查

尿液及脓液等直接涂片革兰氏染色镜检,血液标本经增菌培养后涂片革兰氏染色镜检,本菌为单个、成双或短链状排列的卵圆形革兰氏阳性球菌。

3.分离培养

血液标本先增菌培养,脓汁、尿标本直接接种于血平板。肠球菌在血平板上形成圆形、表面光滑的菌落,α 溶血或不溶血,粪肠球菌的某些株在马血、兔血平板上出现 β 溶血。含杂菌标本接种选择性培养基如叠氮胆汁七叶苷琼脂,肠球菌形成黑色菌落。

4.鉴定

肠球菌的主要特征是:革兰氏阳性球菌,成对或短链状排列;菌落灰白色、圆形凸起,表面光滑,菌株不同可呈现不同的溶血现象;触酶阴性,多数菌种能水解吡咯烷酮-β-萘基酰胺(PYR),胆汁七叶苷阳性,在含 6.5％NaCl 培养基中生长。临床常见肠球菌的主要鉴定特征见表 8-4。

表 8-4　临床常见肠球菌的主要鉴定特征

菌种	甘露醇	山梨醇	山梨糖	精氨酸	阿拉伯糖	棉子糖	蔗糖	核糖	动力	色素	丙酮酸盐
鸟肠球菌	+	+	+	−	−	−	+	+	−	−	+
假鸟肠球菌	+	+	+	+	+	+	+	+	+	+	+
棉子糖肠球菌	+	+	+	−	−	+	+	+	−	−	+
恶臭肠球菌	+	+	+	−	−	−	+	+	−	−	+
屎肠球菌	+	−	−	+	+	−	+	+	−	−	−
卡氏黄色肠球菌	+	−	−	+	+	+	+	+	−	+	+
孟氏肠球菌	+	−	−	+	+	+	+	+	−	−	+
微黄肠球菌	+	−	−	+	+	+	+	+	−	+	+
鸡肠球菌	+	−	−	+	+	+	+	+	+	−	+
坚韧肠球菌	−	−	−	+	+	−	−	/	−	−	+
海瑞肠球菌	+	+	+	+	+	+	+	/	+	−	+
不称肠球菌	+	+	+	−	+	+	+	/	+	−	+
粪肠球菌（变异味）	−	−	−	+	−	−	−	/	−	−	+
硫黄色肠球菌	−	−	−	−	−	+	+	+	−	+	−

注:＋＞90％阳性;−＞90％阴性。

(1)PYR 试验:是一种快速筛选鉴定试验,用于鉴定能产生吡咯烷酮芳基酰胺酶的细菌,如肠球菌、化脓性链球菌、草绿色气球菌和某些凝固酶阴性葡萄球菌等。

(2)胆汁-七叶苷试验:肠球菌能在含有胆盐的培养基中水解七叶苷,生成 6,7-二羟基香豆素,并与培养基中的铁离子反应生成黑色的化合物,但本试验不能区别肠球菌与非肠球菌,需做盐耐受试验进一步鉴定。

(3)盐耐受试验:肠球菌能在含 6.5％NaCl 的心浸液肉汤中生长,本法结合胆汁-七叶苷试验可对肠球菌作出鉴定。

(四)药物敏感性试验

肠球菌药物敏感试验选择药物 A 组为青霉素或氨苄西林,B 组为万古霉素,U 组为环丙沙星、诺氟沙星等。

肠球菌的耐药分为天然耐药和获得性耐药,对一般剂量或中剂量氨基糖苷类耐药和对万古霉素低度耐药常是先天性耐药,耐药基因存在于染色体上。近年来获得性耐药菌株不断增多,表现为对氨基糖苷类高水平耐药和对万古霉素、替考拉宁高度耐药,临床实验室应对肠球菌进行耐药监测试验。临床应特别重视耐万古霉素的肠球菌,联合使用青霉素 G、氨苄西林与氨基糖苷类抗生素是治疗的首选方法。

目前医院内感染肠球菌呈上升趋势,从重症患者分离出的肠球菌应鉴定到种。

四、奈瑟菌属和卡他莫拉菌

《伯杰鉴定细菌学手册》第 9 版中,奈瑟菌属和莫拉菌属均归于奈瑟菌科。奈瑟菌属中的淋病奈瑟菌、脑膜炎奈瑟菌以及莫拉菌属中的卡他莫拉菌是主要的致病菌。干燥奈瑟菌、浅黄奈瑟菌、金黄奈瑟菌、黏膜奈瑟菌等为腐生菌。

(一)生物学特性

奈瑟菌为革兰氏阴性双球菌,直径 $0.6 \sim 0.8~\mu m$,呈肾形或咖啡豆形,凹面相对。人工培养后可呈卵圆形或球形,排列不规则,单个、成双或四个相连等。在患者脑脊液、脓液标本中常位于中性粒细胞内。但在慢性淋病患者多分布于细胞外。无芽孢,无鞭毛,新分离株多有荚膜和菌毛。卡他莫拉菌为革兰氏阴性双球菌,直径 $0.5 \sim 1.5~\mu m$,形态似奈瑟菌,有时革兰氏染色不易脱色。

奈瑟菌为需氧菌,营养要求高,需在含有血液、血清等培养基中才能生长。最适生长温度为 35 ℃,最适 pH 为 $7.4 \sim 7.6$,5% CO_2 可促进生长。脑膜炎奈瑟菌在巧克力平板上 35 ℃培养18~24 小时,形成直径1~2 mm,圆形凸起、光滑湿润、半透明、边缘整齐的菌落,血平板上不溶血,卵黄双抗培养基上为光滑、湿润、扁平、边缘整齐的较大菌落。淋病奈瑟菌对营养的要求比脑膜炎奈瑟菌更高,只能在巧克力平板和专用选择培养基中生长。初次分离须供给 5% CO_2,35 ℃培养24~48 小时,形成圆形、凸起、灰白色,直径为0.5~1.0 mm的光滑型菌落。根据菌落大小、色泽等可将淋病奈瑟菌的菌落分为 T1~T5 五种类型,新分离菌株属 T1、T2 型,菌落小,有菌毛。人工传代培养后,菌落可增大或呈扁平菌落,即 T3、T4 和 T5 型。菌落具有自溶性,不易保存。卡他莫拉菌能在普通培养基上生长,在血平板或巧克力平板上生长良好,35 ℃培养 24 小时,形成直径为1~3 mm、灰白色、光滑、较干燥、不透明的菌落,菌落可特征性地被接种环像曲棍球盘推球似的在培养基表面整体推移。

根据荚膜多糖抗原的不同,可将脑膜炎奈瑟菌分为 A、B、C、D、X、Y、Z、29 E、W135、H、I、K 和 L 等13个血清群,我国流行的菌株以 A 群为主。根据外膜蛋白抗原的不同,将淋病奈瑟菌分成 A、B、C、D、E、F、G、H、N、R、S、T、U、V、W 和 X 16 个血清型。

奈瑟菌属细菌抵抗力低,对冷、热、干燥及消毒剂敏感,淋病奈瑟菌在患者分泌物污染的衣裤、被褥、毛巾及厕所坐垫上,能存活 18～24 小时。

(二)致病物质与所致疾病

脑膜炎奈瑟菌寄居于鼻咽部,人群携带率为 5%～10%,流行期间可高达 20%～90%。感染者以 5 岁以下儿童为主,6 个月至 2 岁的婴儿发病率最高。主要致病物质是荚膜、菌毛和内毒素。引起化脓性脑脊髓膜炎。

淋病奈瑟菌的致病物质有外膜蛋白、菌毛、IgA1、蛋白酶、内毒素等。成人通过性交或污染的毛巾、衣裤、被褥等传染,引起性传播疾病淋病,男性可发展为前列腺炎、附睾炎等;女性可致前庭大腺炎、盆腔炎或不育。新生儿通过产道感染可引起淋菌性结膜炎。

卡他莫拉菌是最常见的与人类感染有关的莫拉菌,作为内源性的条件致病菌主要引起与呼吸道有关的感染,如中耳炎、鼻窦炎、肺炎和慢性阻塞性肺疾病老年患者的下呼吸道感染。

(三)微生物学检验

1.标本采集

(1)脑膜炎奈瑟菌:菌血症期取血液,有出血点或瘀斑者取瘀斑渗出液,出现脑膜刺激症状时取脑脊液。上呼吸道感染、带菌者取鼻咽分泌物等。标本采集后应立即送检,或用预温平板进行床边接种后立即置 35 ℃培养。

(2)淋病奈瑟菌:男性尿道炎急性期患者用无菌棉拭取脓性分泌物,非急性期患者用无菌细小棉拭深入尿道 2～4 cm,转动拭子后取出。女性患者先用无菌棉拭擦去宫颈口分泌物,再用另一棉拭深入宫颈内 1 cm 处旋转取出分泌物。患结膜炎的新生儿取结膜分泌物。因本菌对体外环境抵抗力极低且易自溶,故采集标本后应立即送至检验室。

(3)卡他莫拉菌:呼吸道感染患者采集合格痰标本或支气管灌洗液。

2.直接显微镜检查

(1)脑膜炎奈瑟菌:脑脊液离心,取沉淀物涂片,或取瘀斑渗出液涂片做革兰氏染色或亚甲蓝染色镜检。如在中性粒细胞内、外有革兰氏阴性双球菌,可作出初步诊断。阳性率达 80%左右。

(2)淋病奈瑟菌:脓性分泌物涂片,革兰氏染色镜检。如在中性粒细胞内发现有革兰氏阴性双球菌时,结合临床症状可初步诊断。男性尿道分泌物阳性检出率可达98%,女性较低,仅50%～70%。

(3)卡他莫拉菌:痰标本涂片革兰氏染色镜检,见多个中性粒细胞、柱状上皮细胞及大量的革兰氏阴性双球菌,平端相对,可怀疑本菌感染。

3.分离培养

(1)脑膜炎奈瑟菌:血液或脑脊液标本先经血清肉汤培养基增菌后,再接种巧克力平板,5%CO_2培养。

(2)淋病奈瑟菌:细菌培养仍是目前世界卫生组织推荐的筛选淋病患者唯一可靠的方法。标本应接种于预温的巧克力平板,5%～10%CO_2培养。为提高阳性率,常采用含有万古霉素、多黏菌素、制霉菌素等多种抗菌药物的选择性培养基(MTM、ML)。

(3)卡他莫拉菌:痰标本接种普通培养基或巧克力平板,35℃培养。

4.鉴定

奈瑟菌的主要特征:革兰氏阴性球菌,肾形或咖啡豆状,成双排列,凹面相对,常位于中性粒细胞内外;初次分离需要5%～10%CO_2。脑膜炎奈瑟菌在巧克力平板上形成圆形凸起的露珠状菌落;淋病奈瑟菌在巧克力平板上形成圆形凸起、灰白色的菌落。氧化酶和触酶阳性,脑膜炎奈瑟菌分解葡萄糖、麦芽糖,产酸不产气;淋病奈瑟菌只分解葡萄糖,产酸不产气。

卡他莫拉菌为革兰氏阴性双球菌,在巧克力平板上形成不透明、干燥的菌落。氧化酶和触酶阳性,不分解糖类,还原硝酸盐,DNA酶阳性。临床常见奈瑟菌及卡他莫拉菌的主要鉴别特征见表8-5。

革兰氏阴性双球菌和氧化酶阳性是奈瑟菌属的两个推测性鉴定指标。区分革兰氏阴性双球菌和革兰氏阴性球杆菌的方法是将待检菌接种于巧克力平板上,贴10 U的青霉素纸片,35℃孵育18～24小时,挑取纸片边缘生长的菌落,涂片、染色观察,若菌体延长为长索状则为革兰氏阴性球杆菌,而革兰氏阴性双球菌则仍保持双球菌形态,某些菌体出现肿胀。

临床上常用商品化鉴定系统如Vitek2、Vitek AMS-3、Rapid NH等进行鉴定。检测淋病奈瑟菌目前常采用核酸杂交技术或核酸扩增技术,作为快速诊断和流行病学调查,也可做协同凝集试验、直接免疫荧光试验。

(四)药物敏感性试验

奈瑟菌药敏试验选择药物为青霉素、头孢菌素及环丙沙星等。治疗首选药物为青霉素。近年来,由于淋病奈瑟菌耐药质粒转移,由其介导的耐青霉素酶的淋病奈瑟菌临床上多见,应根据药敏试验结果指导临床合理用药。引起下呼吸道感染的卡他莫拉菌,既往对青霉素敏感,近年来报告耐药菌株日渐增多,尽管卡他莫拉菌常产生 β-内酰胺酶,但临床使用的 β-内酰胺类抗生素如含 β-内酰胺酶抑制剂的 β-内酰胺类抗生素、头孢菌素、大环内酯类抗生素、喹诺酮类抗生素和甲氧苄啶-磺胺甲噁唑治疗其感染仍然是有效的。

淋病的早期正确诊断具有重要的医学和社会学意义,诊断报告必须慎重,对各种实验室诊断试验需掌握其敏感性和特异性的程度,必须综合分析各种试验的结果,最后确证还依赖于分离培养和鉴定。脑膜炎奈瑟菌的快速诊断能为治疗提供时机,故瘀点及脑脊液的涂片染色镜检是快速简便方法。

表 8-5　临床常见奈瑟菌及卡他莫拉菌的主要鉴别特征

| 菌种 | 在巧克力平板上的菌落形态 | 生长试验 | | | 氧化分解产物 | | | | | 酸盐还原试验 | 多糖合成 | DNA酶 |
		MTM ML NYC 培养基	血平板或巧克力平板	营养琼脂 (22℃)	葡萄糖	麦芽糖	乳糖	蔗糖	果糖			
卡他布兰汉菌	浅红棕色,不透明,干燥,1～3 mm	V	+	+	−	−	−	−	−	+	−	+
脑膜炎奈瑟菌	灰褐色,半透明,光滑,1～2 mm	+	−	V	+	+	−	−	−	−	−	−
淋病奈瑟菌	同上,0.5～1.0 mm	+	−	−	+	−	−	−	−	−	−	−
解乳糖奈瑟菌	灰褐→黄,半透明,光滑,1～2 mm	+	V	+	+	+	+	−	−	−	−	−
灰色奈瑟菌	同上	V	−	+	−	−	−	−	−	−	−	−
多糖奈瑟菌	同上	V	−	+	+	+	−	−	−	−	+	−
微黄奈瑟菌	绿黄色→不透明,光滑或粗糙,1～3 mm	V	+	+	+	+	−	V	V	−	V	−

菌种	在巧克力平板上的菌落形态	生长试验			氧化分解产物					酸盐还原试验	多糖合成	DNA酶
		MTM ML NYC 培养基	血平板或巧克力平板	营养琼脂(22 ℃)	葡萄糖	麦芽糖	乳糖	蔗糖	果糖			
干燥奈瑟菌	白色,不透明,干燥,1～3 mm	−	+	+	+	+	−	+	+	−	+	−
黏液奈瑟菌	绿黄色,光滑,1～3 mm	−	+	+	+	+	−	+	+	+	+	−
浅黄奈瑟菌	黄色,不透明,光滑,1～2 mm	−	+	+	−	−	−	−	−	−	+	−
延长奈瑟菌	灰褐色,半透明,光滑反光,1～2 mm	−	+	+	−	−	−	−	−	−	−	−

第二节 分枝杆菌属检验

分枝杆菌属是一类细长或略带弯曲、为数众多(包括 54 个种)呈分枝状生长的需氧杆菌。因其繁殖时呈分枝状生长故称分枝杆菌。本属细菌的主要特点是细胞壁含有大量脂类,可占其干重的 60%,这与其染色性、抵抗力、致病性等密切相关。耐受酸和抗乙醇,一般不易着色,若经加温或延长染色时间而着色后,能抵抗 3% 盐酸乙醇的脱色作用,故又称抗酸杆菌。需氧生长,无鞭毛,无芽孢和荚膜。引起的疾病均为慢性,有肉芽肿病变的炎症特点。

分枝杆菌的种类较多,包括结核分枝杆菌、非结核分枝杆菌和麻风分枝杆菌。结核分枝杆菌是一大群分枝杆菌的总称,与人类有关的结核分枝杆菌主要有堪萨斯分枝杆菌、海分枝杆菌、瘰疬分枝杆菌、戈分枝杆菌、鸟分枝杆菌、蟾分枝杆菌、龟分枝杆菌、偶发分枝杆菌和耻垢分枝杆菌等。本属细菌无内外毒素，其致病性与菌体某些成分如索状因子、蜡质 D 及分枝菌酸有关。

一、结核分枝杆菌

结核分枝杆菌是引起人和动物结核病的病原菌。目前已知在我国引起人类结核病的主要有人型和牛型结核分枝杆菌。

(一)临床意义

1.致病性

结核分枝杆菌主要通过呼吸道、消化道和受损伤的皮肤侵入易感机体，引起多种组织器官的结核病，其中以通过呼吸道引起的肺结核最多见。肺外感染可发生在脑、肾、肠及腹膜等处。该菌不产生内毒素和外毒素，也无荚膜和侵袭性酶。

2.科赫现象

结核的特异性免疫是通过结核分枝杆菌感染后所产生，试验证明，将有毒结核分枝杆菌纯培养物初次接种于健康豚鼠，不产生速发型变态反应，而经 10～14 天，局部逐渐形成肿块，继而坏死、溃疡，直至动物死亡。若在 8～12 周之前给动物接种减毒或小量结核分枝杆菌，第二次接种时则局部反应提前，于 2～3 天内发生红肿硬结，后有溃疡但很快趋于痊愈。此现象为科赫在 1891 年观察到的，故称为科赫现象。

3.结核菌素试验

利用Ⅳ型变态反应的原理，检测机体是否感染过结核分枝杆菌。

(二)微生物学检验

1.标本采集

根据感染部位的不同，可采集不同标本。结核患者各感染部位的标本中大多都混有其他细菌，为此应采取能抑制污染菌的方法。若做分离培养，必须使用灭菌容器，患者应停药 1～2 天后再采集标本。可采集痰、尿、粪便、胃液、胸腔积液、腹水、脑脊液、关节液、脓液等。

2.检验方法

(1)涂片检查。

直接涂片。①薄涂片:挑取痰或其他处理过的标本约 0.01 mL,涂抹于载玻片上,用姜-尼(热染法)或冷染法抗酸染色。镜检,报告方法:一,全视野(或

100 个视野)未找到抗酸菌;＋,全视野发现 3～9 个;＋＋,全视野发现 10～99 个;＋＋＋,每视野发现 1～9 个;＋＋＋＋,每视野发现 10 个以上(全视野发现 1～2 个时报告抗酸菌的个数)。②厚涂片,取标本0.1 mL,涂片,抗酸染色、镜检,报告方法同上。

集菌涂片:主要方法有沉淀集菌法和漂浮集菌法。

荧光显微镜检查法:制片同前。用金胺"O"染色,在荧光显微镜下分枝杆菌可发出荧光。

(2)分离培养:结核分枝杆菌的分离培养对于结核病的诊断、疗效观察及抗结核药物的研究均具有重要意义。培养前针对标本应做适当的前处理,如痰可做 4％H_2SO_4 或 4％NaOH 处理 20～30 分钟,除去杂菌再接种于罗氏培养基,37 ℃培养,定时观察,至 4～8 周。此方法可准确诊断结核分枝杆菌。

(3)基因快速诊断:简便快速、灵敏度高、特异性强。但需注意实验器材的污染问题,以免出现假阳性。

(4)噬菌体法。

(三)治疗原则

利福平、异烟肼、乙胺丁醇、链霉素为第一线药物。利福平与异烟肼合用可以减少耐药的产生。对于严重感染,可用吡嗪酰胺与利福平及异烟肼联合使用。

二、非典型(非结核)分枝杆菌

分枝杆菌属中除结核分枝杆菌和麻风分枝杆菌以外,均称为非结核分枝杆菌或非典型分枝杆菌。因其染色性同样具有抗酸性亦称非结核抗酸菌,其中有 14～17 个非典菌种能使人致病,可侵犯全身脏器和组织,以肺最常见,其临床症状、X 线所见很难与肺结核病区别,而大多数非典菌对主要抗结核药耐药,故该菌的感染和发病已成为流行病学和临床上的主要课题,与发达国家一样,我国近年来发现率也有增高趋势。以第Ⅲ群鸟-胞内分枝杆菌复合群和第Ⅳ群偶发分枝杆菌及龟分枝杆菌为多。

三、麻风分枝杆菌

麻风分枝杆菌简称麻风杆菌,是麻风的病原菌。首先于 1937 年从麻风患者组织中发现。麻风分枝杆菌亦为抗酸杆菌,但较结核分枝杆菌短而粗。抗酸染色着色均匀,呈束状或团状排列。为典型的胞内寄生菌,该菌所在的细胞胞质呈泡沫状称麻风细胞。用药后细菌可断裂为颗粒状,链状等,着色不均匀,叫不完整染色菌。革兰氏阳性无动力、无荚膜和芽孢。

　　麻风分枝杆菌是麻风的病原菌,麻风是一种慢性传染病,早期主要损害皮肤、黏膜和神经末梢,晚期可侵犯深部组织和器官,此菌尚未人工培养成功,已用犰狳建立良好的动物模型。人类是麻风分枝杆菌的唯一宿主,也是唯一传染源。本病在世界各地均有流行,尤以第三世界较为广泛。

　　麻风根据机体的免疫、病理变化和临床表现可将多数患者分为瘤型和结核型两型,另外还有界限类和未定类两类。治疗原则:早发现,早治疗。治疗药物主要有砜类、利福平、氯法齐明及丙硫异烟胺。一般采用二或三种药物联合治疗。

参 考 文 献

［1］朱光泽.实用检验新技术［M］.北京:中国纺织出版社,2021.

［2］崔巍.医学检验科诊断常规［M］.北京:中国医药科技出版社,2020.

［3］佟威威.临床医学检验概论［M］.长春:吉林科学技术出版社,2019.

［4］李玉中,王朝晖.临床医学检验学［M］.北京:中国协和医科大学出版社,2019.

［5］高海燕,刘亚波,吕成芳,等.血液病临床检验诊断［M］.北京:中国医药科学技术出版社,2021.

［6］隋振国.医学检验技术与临床应用［M］.北京:中国纺织出版社,2019.

［7］唐恒锋.实用检验医学与疾病诊断［M］.开封:河南大学出版社,2021.

［8］李艳.医学检验诊断与临床［M］.北京:科学技术文献出版社,2020.

［9］杜伟鹏.医学检验学诊断应用［M］.哈尔滨:黑龙江科学技术出版社,2019.

［10］蒋小丽.临床医学检验技术与实践操作［M］.开封:河南大学出版社,2020.

［11］江利青.临床医学检验诊断［M］.北京:科学技术文献出版社,2020.

［12］黄华作.新编实用临床检验指南［M］.汕头:汕头大学出版社,2021.

［13］李晓哲.新编医学检验技术与临床应用［M］.福州:福建科学技术出版社,2019.

［14］扈新花.新编临床医学检验［M］.北京:科学技术文献出版社,2020.

［15］陈增华.新编医学检验技术与临床应用［M］.开封:河南大学出版社,2019.

［16］安倍莹.现代医学检验技术与临床应用［M］.沈阳:沈阳出版社,2019.

［17］王静.临床医学检验概论［M］.北京:科学技术文献出版社,2020.

［18］李俊华.新编临床医学检验［M］.天津:天津科学技术出版社,2020.

［19］李玲玲.现代临床检验医学［M］.昆明:云南科技出版社,2019.

［20］胡旭.新编临床检验医学［M］.长春:吉林科学技术出版社,2019.

［21］张桂珍.现代医学检验学［M］.天津:天津科学技术出版社,2019.

［22］李金文.现代检验医学技术［M］.长春:吉林科学技术出版社,2019.

［23］陈开森.医学检验与疾病诊断［M］.北京:科学技术文献出版社,2020.

［24］张丽娜.现代临床检验医学［M］.长春:吉林科学技术出版社,2019.

［25］刘轶.医学检验与实验诊断［M］.南昌:江西科学技术出版社,2020.

［26］高原叶.实用临床检验医学［M］.长春:吉林科学技术出版社,2019.

［27］秦静静.现代医学检验技术［M］.哈尔滨:黑龙江科学技术出版社,2020.

［28］胡典明,张军.现代实用临床检验医学［M］.长春:吉林科学技术出版社,2019.

［29］孙玉鸿,郭宇航.医学检验与临床应用［M］.北京:中国纺织出版社,2020.

［30］李志城.医学检验临床分析［M］.北京:科学技术文献出版社,2020.

［31］于媛媛.临床医学与检验［M］.哈尔滨:黑龙江科学技术出版社,2019.

［32］宋鹏宇.实用医学检验技术［M］.天津:天津科学技术出版社,2019.

［33］张灿,李云晖,王红.医学检验学［M］.昆明:云南科技出版社,2020.

［34］陈红.医学检验与临床分析［M］.北京:科学技术文献出版社,2019.

［35］郑文芝,袁忠海.临床输血医学检验技术［M］.武汉:华中科技大学出版社,2020.

［36］赵会凯.慢性心力衰竭患者红细胞检验的临床作用探讨［J］.中国医药指南,2018,16(06):66-67.

［37］周晶.867例阴道分泌物检验对诊断阴道炎的临床分析［J］.中国医药指南,2019,17(21):118-119.

［38］张丽丽,王淑敏.凝血酶原时间与血小板检验方式对肝硬化疾病患者诊断的作用探讨［J］.中国医药指南,2020,18(05):41-41.

［39］张健.阴道分泌物检验在念珠菌阴道炎诊断中的应用［J］.中国社区医师,2021,37(25):109-110.

［40］田硕.血液检验红细胞参数在贫血中的鉴别诊断价值［J］.中国实用医药,2021,16(05):205-207.